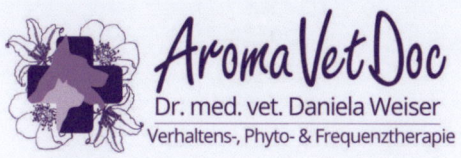

AromaVetDoc
Dr. med. vet. Daniela Weiser
Verhaltens-, Phyto- & Frequenztherapie

Picoberts Winterreise

Begebe dich mit deinem Hund und deiner Katze auf eine entspannte Reise durch die dunkle Jahreszeit

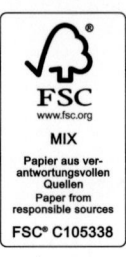

Dr. med.vet. Daniela Weiser
Flurstr. 17
61184 Karben
Deutschland

www.aromavetdoc.de/impressum
E-Mail: daniela@aromavetdoc.de

Umschlaggestaltung: D. Beyer Fotografie
Abbildungen: Yvonne Kern Photographie, D. Beyer Fotografie, Canva Pro
Korrektorat und Lektorat: Ingrid Peschke

Verlag: BoD • Books on Demand GmbH, In de Tarpen 42, 22848 Norderstedt
Druck: Libri Plureos GmbH, Friedensallee 273, 22763 Hamburg

1. Auflage 2024
ISBN: 978-3-7597-5178-2

Bibliografische Information der Deutschen Nationalbibliothek: Die Deutsche Nationalbibliothek verzeichnet diese Publikation in der Deutschen Nationalbibliografie; detaillierte bibliografische Daten sind im Internet über http://dnb.d-nb.de abrufbar.

Für alle,
die sich mehr Bindung
zu ihrer Fellnase wünschen

Haftungsausschluss

Die Rezepte, Tipps und Anregungen in diesem Buch stellen Erfahrungen der Verfasserin dar. Sie wurden von der Autorin nach bestem Wissen erstellt und mit größter Sorgfalt geprüft. Jede Leserin und jeder Leser ist jedoch für das eigene Handeln selbst verantwortlich. Es kann für eventuelle Nachteile oder Schäden, die aus dem Buch gegebenen praktischen Hinweise und Rezepte resultieren, keine Haftung übernommen werden.

Über das Buch

Der tierische, interaktive Adventskalender der besonderen Art begleitet dich von November über Dezember bis in den Januar. Deine Reiseführer sind Senior Hund Picobert aus dem Tierschutz und Kater Natsu mit ihrem Frauchen Aroma-Tierärztin Dr. med. vet. Daniela Weiser (bekannt als AromaVetDoc).

In über 60 Etappen erwartet dich Spannendes, Lehrreiches, Leckeres, Überraschendes und Duftendes auf dem Weg durch die dunkle Winterzeit. Mit Humor und Leichtigkeit werden die unterschiedlichsten Themen angesprochen. Ob Mensch-Tier-Bindung, Konditionierung mit ätherischen Ölen, Stimmungsübertragung oder verschiedene Entspannungstechniken wie Massage oder Klopfakupunktur, die tierischen Reiseleiter schrecken vor nichts zurück. Achtsamkeitsübungen, Meditationen und die Raunächte dürfen natürlich bei diesem Winterabenteuer ebenfalls nicht fehlen.

Das Wintererlebnis ist für Hunde- und Katzen-Menschen geeignet. Gehe den Weg mit deiner Fellnase in deinem eigenen Tempo, ohne Druck oder Zwang. Der Start ist stressfrei jederzeit möglich, da es nur wenige spezifische Daten (z.B. Weihnachten und Silvester) gibt.

Freue dich auf ein interaktives Wintererlebnis für dich und dein Tier!

Über die Autorin

Dr. med. vet. Daniela Weiser studierte an der Justus-Liebig-Universität in Gießen Veterinärmedizin. Nach dem Studium promovierte sie in Gießen am Institut für Anatomie und Zellbiologie. Dort lernte sie auch ihre Liebe an der Lehre kennen. Zur Zeit lehrt sie an den Ausbildungsschulen des Universitätsklinikums Gießen unterschiedliche medizinische Fächer.

Nach der Doktorarbeit machte sich Dr. Daniela Weiser selbstständig in der Tierernährungsberatung und entdeckte ihre Faszination für die Phytotherapie (Pflanzenheilkunde) wieder. Heute arbeitet sie seit vielen Jahren als Tierärztin für Verhaltens-, Phyto- und Frequenztherapie.

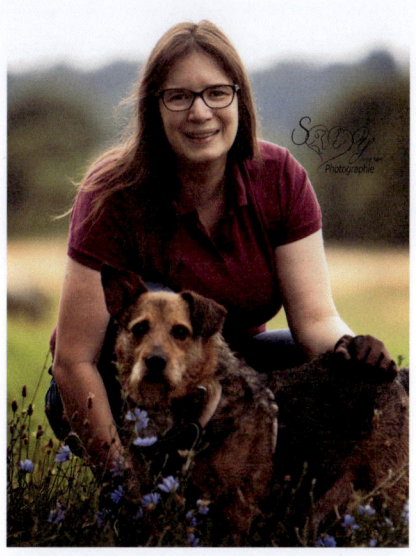

Ihr Steckenpferd sind die ätherischen Öle und die Aromatherapie bei Tieren aus dem Tierschutz und nach traumatischen Erlebnissen. Die emotionale Unterstützung von Haustieren und deren natürliche sowie ganzheitliche Gesunderhaltung sind ihr Herzensprojekt.

Viel Spaß und Freude auf deiner Winterreise!

kleine Anleitung zu Beginn

Hallo und herzlich willkommen zu Picoberts Winterreise.

Wir freuen uns, dass du mit deinem Hund und/oder deiner Katze diese Reise antrittst. In den nächsten Tagen werdet ihr über 60 Etappen durch den November bis in den Januar beschreiten. Euch wird Spannendes, Lehrreiches, Leckeres, Überraschendes und Duftendes auf dem Weg begegnen.

Die lange Reise soll nicht anstrengend sein, sondern eurem Wohlbefinden und der Entspannung dienen. Dementsprechend besteht keinerlei Druck oder Zwang. Gehe den Weg mit deiner Fellnase in eurem eigenen Tempo. Es gibt nur wenige Tage, die einem spezifischen Datum zugehörig sind. Dazu zählen der Beginn der Sperrnächte (08.12.), die Wintersonnenwende (21.12.), Weihnachten (24.12.), Silvester (31.12.) und das Ende der Rauhnächte (06.01.).

Damit du alles zur Hand hast ...
Alle Utensilien kannst du im AromaVetDoc Shop kaufen oder du schaust in deinen eigenen Schränken nach, ob alles vorhanden ist.

Du benötigst:
- Stift
- Notizblock
- Lesezeichen
- Duftmischung „Keine Angst" (Neroli, Sandelholz, Vanille)
- Ätherische Öle (Bergamotte, Melisse, Koriander)
- 30 ml Sprayflasche (Braunglasflasche)
- Trägeröl wie Mandelöl, Kokosöl, usw.
- Kleines Kissen für dein Tier
- Passiv Diffusor

Für Mehrtierhaushalte
Picobert, den du später kennenlernen wirst, wird bei seiner Winterreise von Natsu, auch ihn lernst du noch kennen, begleitet. Dadurch ist diese Reise nicht nur für Hunde, sondern auch Katzen geeignet. Tipps und Übungen für Mehrtierhaushalte werden einbezogen und an den passenden Stellen erwähnt. Trotzdem können nicht alle Konstellationen beachtet werden. Wir hoffen, auf deine eigene Kreativität alle Tiere bei diesem Wintererlebnis mit einzubeziehen.

Noch zu erwähnen

Wie du sicherlich schon gemerkt hast, wird immer von Hund und Katze gesprochen. Dies liegt daran, dass du bei dieser Winterreise von einem Hund und einer Katze begleitet wirst. Um den Lesefluss nicht zu unterbrechen, wird deshalb nur diese Form verwendet und nicht das andere Geschlecht extra angesprochen. Trotzdem ist die Reise völlig geschlechtsunabhängig und jedes Tier ist herzlich willkommen.

Auch du, lieber Mensch, wirst geschlechtsneutral zum Beispiel als Lebewesen angesprochen. Wobei das Frauchen von Natsu und Picobert immer weiblich benannt wird, obwohl es auch ein Herrchen gibt. Jedoch ist die Bindung der beiden zum weiblichen Menschen größer. Trotzdem soll sich kein Herrchen ausgeschlossen fühlen.

Die Winterreise ist aus der tierischen Sicht geschrieben und wird dir einiges zum Schmunzeln geben. Wir hoffen, dass dir diese Lieblichkeiten gefallen werden.

Nun wünschen wir dir eine wunderschöne Winterreise,

dein AromaVetDoc Team

Du möchtest deine Erfahrungen dieser Reise mit anderen teilen und weitere Inhalte nutzen. Dann schaue auf **www.aromavetdoc.de/winterreise** vorbei! Trete der Facebook-Gruppe bei und nehme an den Live-Terminen teil.

1. November – die Reise beginnt

Hallo und herzlich willkommen zum ersten Tag der Winterreise!

Liebes Lebewesen,

wir möchten uns nun in aller Förmlichkeit bei dir vorstellen. Das Alter und die Weisheit als Erstes. Mein Name ist Picobert und ich bin ein 10 Jahre alter Tierschutzhund und erst seit einem Jahr in einem liebevollen Zuhause angekommen. In diesem einen Jahr habe ich schon vieles von euch Zweibeinern gelernt und möchte das Wissen nun mit dir teilen. Es ist mir eine Ehre, dich und deinen Hund auf diesem Wege zu begleiten.

Ich werde unterstützt von Natsu, einer der fünf Katzen, mit denen ich mein neues Zuhause teile oder eher teilen muss. Er ist seit seinem ersten Lebenstag bei meinem Frauchen. Als Handaufzucht scheint er wenig Toleranz zu kennen und möchte immer das letzte Wort haben. Trotzdem ist er ganz in Ordnung, weil er seine Mäuse mit mir teilt. Er hilft mir die Welt der Samtpfoten verständlicher zu erklären und damit Katzen optimal mit einbeziehen zu können.

Wir freuen uns riesig, in den nächsten drei Monaten eure Reisebegleiter zu sein. Es wartet eine spannende, aber auch entspannte Zeit auf uns. Da Frauchen Aroma-Tierärztin ist, wird es immer gut riechen. Versprochen!
Da die meisten Hunde und Katzen nicht lesen können, bist du unser Ansprechpartner auf dieser Reise. Wir vertrauen, dass du alle Tipps deiner Fellnase weitergibst. Am besten liest du den Inhalt deinem Tier gleich vor. Dies bringt schon die ersten entspannten Stunden in die gemeinsame Winterzeit und fördert die Bindung.

Bevor wir nun richtig durchstarten, mit wem haben wir es auf dieser Reise zu tun? Nehme dir einen kurzen Moment und fülle die nächste Seite aus.

Viel Freude dabei,

Picobert und Natsu

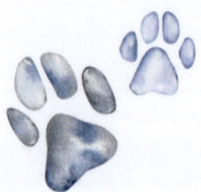

Stelle dich und dein Tier kurz vor.

Dein Name:

Name deines Tieres:

Beginn der Reise (Datum und Ort)

Was erhoffst du dir von dieser Reise?
(Wissen, Zeit, Verbundenheit, Entspannung, Freude, Futter, Spaß, Glück)

Wo möchtest du und dein Tier am Ende des Winters im neuen Jahr stehen?

2. November – gemütliche Winterzeit

Liebe mitreisende Person,

zu Beginn unserer Reise gehen wir es langsam an. Der Winter ist immer stressig für euch Menschen. Erst das Umdekorieren, dann das Geschenkekaufen und plötzlich ist schon Weihnachten und Silvester steht vor der Tür. Nicht zu vergessen von den ganzen Feierlichkeiten, Familientreffen und Weihnachtsmärkten. Diese Winterreise ist deshalb auch kein Expresszug. Nehme dir gerne Zeit zum Verweilen und lege Pausen ein, wenn es zu stressig wird. Nur achte auf die speziellen Tage (siehe kleine Anleitung zu Beginn).

Heute geht es um Entspannungs- und Schlafphasen. Weißt du wie viele Stunden Schlaf dein Hund oder deine Katze benötigen?

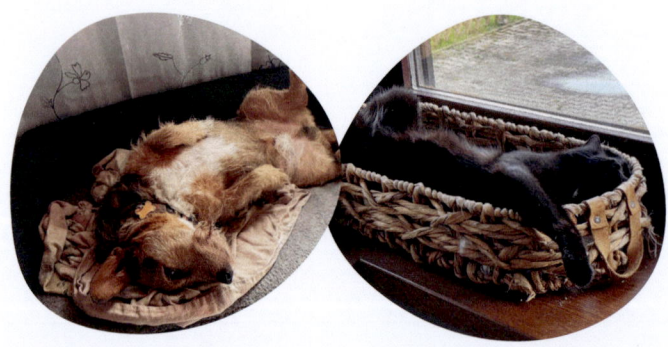

Zwischen 16 und 20 Stunden am Tag schlummert, döst oder träumt ein erwachsener Hund. Katzen benötigen mit 12 bis 16 Stunden pro Tag etwas weniger Ruhe- und Schlafphasen. Bei jungen oder älteren Tieren erhöht sich die Stundenzahl bis zu 21 Stunden purem Schlaf. Hättest du das gewusst?

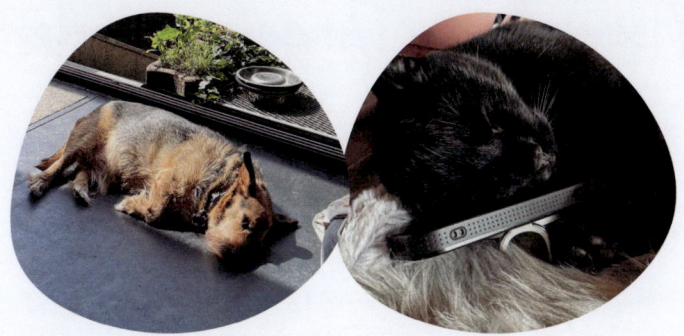

Heute dreht sich alles um Entspannung!

Beobachte heute genau und notiere die Gewohnheiten deiner Fellnase.
Wo und wann legt dein Tier seine Ruhephasen ein?
Kannst du schlummern, dösen und träumen voneinander unterscheiden?
Wann ist es ruhen oder tiefes schlafen?

3. November – Umgebung oder Nähe?

Schön, dass du wieder mit dabei bist.

Gestern hast du die Schlaf- und Ruhephasen genau beobachtet. Wo liegt dein Hund oder deine Katze am liebsten? Suchen sie deine Nähe oder sogar den Körperkontakt?

Es gibt drei Möglichkeiten, wo dein Tier sich gerne ablegt. In der Umgebung, in deiner Nähe oder sogar mit Körperkontakt. Die Distanz zu dir hängt mit dem Charakter des Tieres, aber auch mit eurer Bindung zusammen.

Natsu liebt es, auf Frauchen, am besten sogar unter der Decke, zu schlafen. Körperkontakt in Hochform ist das einzig Wahre für ihn. Für mich dagegen ist es überhaupt nichts, dabei liebe ich Frauchen genauso wie Natsu. Ich liege gerne in ihrer Nähe und habe alles im Blick. Nur selten verspüre ich mal das Verlangen nach Kontakt.

Für mich ist die seelische Verbindung wichtiger als die körperliche. Vielleicht kennst du es, du hast keinen Körperkontakt zu deinem Tier, aber spürst es trotzdem ganz nah?

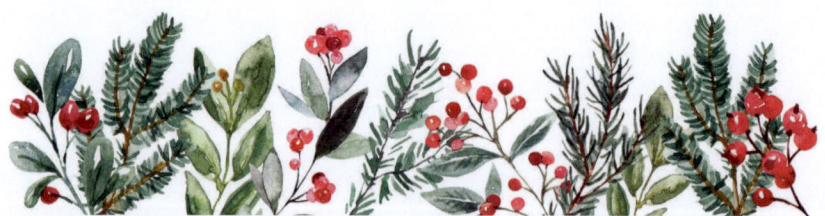

Markiere heute in den Kreisen, wo dein Hund oder Katze lieber liegt.

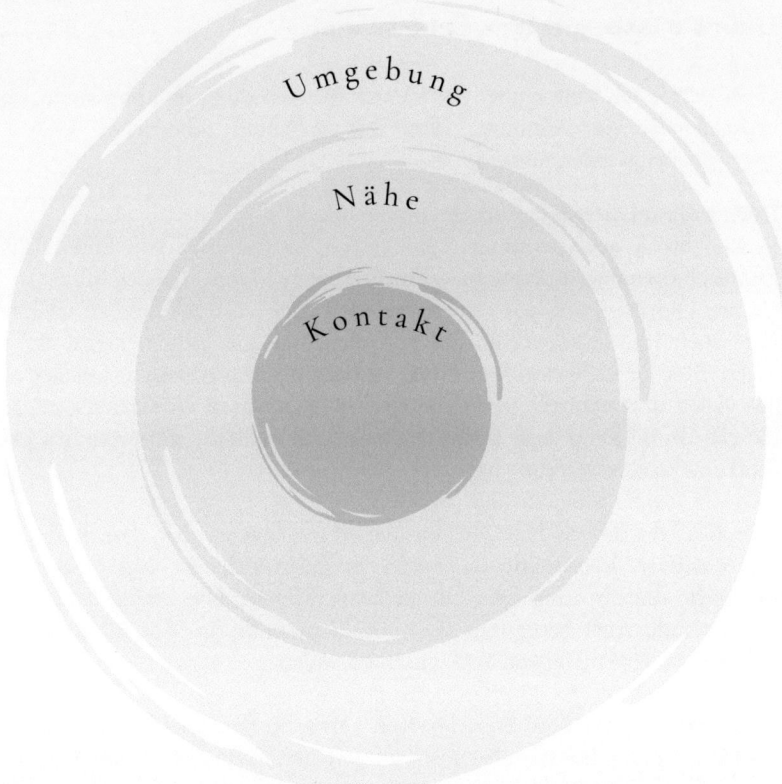

Gibt es Unterschiede, wann und wo dein Tier sich ablegt? Überlege dir weshalb es den Ort in der jeweiligen Situation gewählt haben könnte.

4. November – ätherische Öle

Liebes wissbegieriges Lebewesen,

lieber würde ich weiter über die Mensch-Tier-Bindung philosophieren, aber Frauchen ist der Meinung, dass ihre geliebten ätherischen Öle erst angesprochen werden müssen.

Doch was sind diese ätherischen Öle eigentlich?

Es sind Stoffe aus den unterschiedlichsten Bestandteilen von Pflanzen wie Blätter, Blüten oder Früchte bzw. Fruchtschalen. Einige Pflanzen bilden sie in kleinen Öldrüsen, um sich vor Fressfeinden oder Austrocknung zu schützen, aber auch um Insekten für die Fortpflanzung anzulocken. Dabei ist ein ätherisches Öl kein einzelner Stoff, sondern ein Stoffgemisch, welches sich aus vielen unterschiedlichsten chemischen Substanzen zusammensetzt. Aus diesem Grund kann man ätherische Öle auch vielfältig einsetzen, da jeder Stoff eine andere Wirkung hat.

Beim Kauf der ätherischen Öle muss darauf geachtet werden, dass das Öl rein und qualitativ hochwertig ist. Leider befinden sich auf dem Markt viele Produkte, die als ätherische Öle verkauft werden, aber keine sind. Diese wurden industriell hergestellt oder die Naturstoffe aus der Pflanze durch Streckung oder Entzug von Substanzen verändert.

Hunde und Katzen sind Fleischfresser. Unser Stoffwechsel ist nicht auf die Aufnahme von Pflanzensubstanzen ausgerichtet. Wir haben uns durch die Domestikation an die Nahrungsaufnahme von euch Menschen angepasst. Wir zählen deshalb als Allesfresser, aber Natsu als Katze ist ein reiner Fleischfresser geblieben. Aus diesem Grund ist er am empfindlichsten, was die Anwendung von ätherischen Ölen angeht. Ihm fehlt ein Leberenzym, weshalb er Ketone, Phenole oder Terpene nicht verstoffwechseln kann, die in vielen ätherischen Öle enthalten sind.

Die Produkte, die Frauchen für diese Winterreise zusammengestellt hat, kannst du bedenkenlos bei deiner Fellnase anwenden. Was sie damit alles vor hat, berichte ich dir die nächsten Tage.

5. November – Aromen und Riechen

Jetzt wird es wissenschaftlich!

Ich habe mir extra Frauchens Doktorhut ausgeliehen, um dir alles fachhündisch erklären zu können.

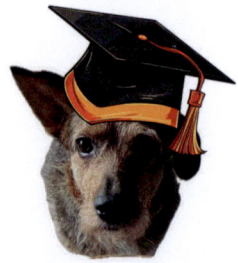

Ätherische Öle werden aromatisch über den Geruchssinn in den Körper aufgenommen. Die Duftstoffe gelangen über die Nase an die Geruchsrezeptoren der Riechschleimhaut. Der Geruchsnerv sendet die Signale an das Riechzentrum im Gehirn, um diese auszuwerten. Doch nicht nur das Geruchszentrum erhält die Signale, sondern auch das limbische System, welches für Gefühle und Erinnerungen zuständig ist.

Sicherlich kennst du, dass du einen Geruch mit einem bestimmten Ereignis verbindest. Weihnachten ist mein Lieblingsbeispiel. Das Aroma von frisch gebackenen Plätzchen, der Duft des Weihnachtsbaumes und die Bratäpfel auf dem Kamin. Yummy, da läuft mir schon das Wasser im Maul zusammen!
Außerdem bekommt Frauchen gute Laune bei den leckeren Düften und ich dadurch auch. Das nennt man Stimmungsübertragung, aber ich schweife schon wieder ab.

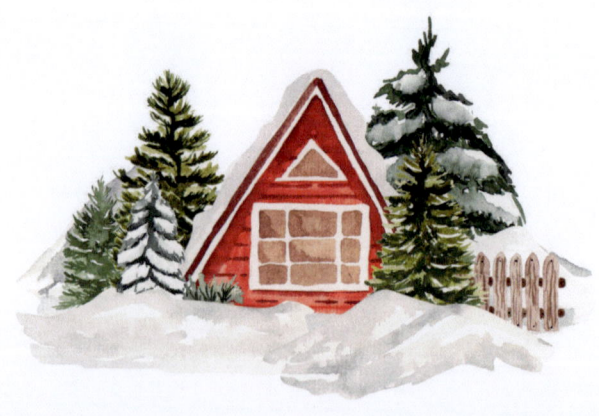

Ätherische Öle können sich also auf die Gefühle und Stimmung auswirken. Das nutzt Frauchen in der Aromatherapie, um Traumata und Ängste zu lösen, Entspannung und Ruhe zu schenken, aber auch die Stimmung wieder aufzuhellen. Morgen werde ich dir erklären, wie du die Öle einsetzen kannst. Dazu muss ich mir auch wieder Frauchens Hut ausleihen.

Wann geht es dir genauso wie Frauchen mit Weihnachten? Überlege einmal!

Welchen Duft hast du besonders stark mit einer bestimmten Emotion verknüpft? Was fällt dir als Erstes ein?

6. November – Düfte und Wirkung

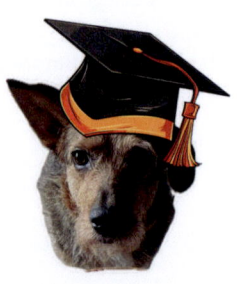

Nun möchte ich dir die Wirkung der ätherischen Öle erklären, die Frauchen für die Winterreise ausgewählt hat.

Die „Keine Angst"-Mischung bestehend aus den ätherischen Ölen von Neroli (*Citrus aurantium*), Sandelholz (*Santalum album*) und Vanille (*Vanilla fragrans*).

Neroli ist das Öl der Verbundenheit. Es hilft bei stressigen Ereignissen, Nervosität und baut Ängste ab.

Sandelholz schenkt Frieden bei mentaler Überlastung und emotionaler Instabilität. Es reduziert die Stresshormone im Körper.

Vanille vermittelt Geborgenheit und erhöht das Wohlbefinden. Das ätherische Öl baut Ängste, Verbitterung und Frustration ab.

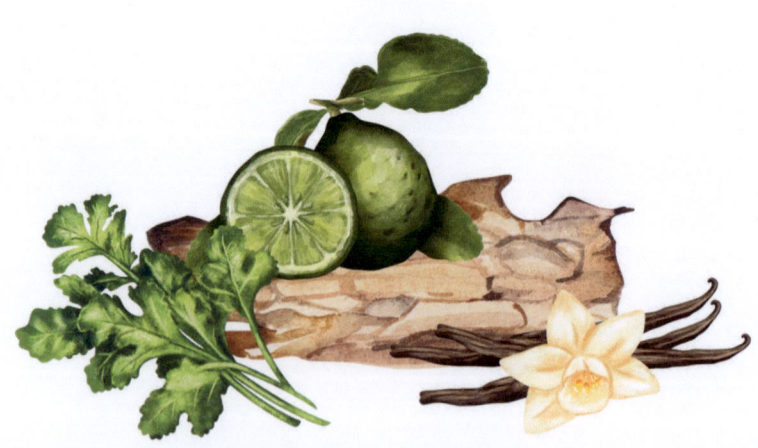

Zusätzlich gibt es die folgenden Einzelöle:

Bergamotte (*Citrus bergamia*) – Öl der Selbstliebe
Das Öl aus den Bergamotteschalen beruhigt die Nerven, löst aufgestaute Emotionen und stärkt die Selbstliebe.

Melisse (*Melissa officinalis*) – Öl der Hoffnung
Das Kraut der Zitronnenmelisse stabilisiert überstrapazierte Nerven, mildert Angstzustände, Panik und Hysterie.

Koriander (*Coriandrum sativum*) – Öl des Selbstvertrauens
Die Koriandersamen enthalten ein ätherisches Öl, welches Ängste und Unsicherheit mildert, den Selbstwert erhöht und Selbstvertrauen schenkt.

Was hat dich am meisten angesprochen? Welches ätherische Öl findest du von der Beschreibung her am anziehendsten?

Wie du merkst, hat jedes ätherische Öl seine eigene spezifische Wirkung. Diese kann mit der Konditionierung noch verstärkt werden.

Hast du dich gewundert, warum Lavendel (*Lavendula angustifolia*) als Öl der Entspannung nicht mit dabei ist? Dies hat zwei Gründe! Zum einen, dass der Duft von Lavendel im Alltag viel zu oft zu riechen ist und, dass die meisten tierischen Nasen, dem Lavendelgeruch ablehnend begegnen.

7. November - aromatische Selbstheilung

Ich habe immer noch Frauchen Doktorhut auf. Es bleibt somit wissenschaftlich, aber endlich wird es praktisch. Du wirst heute deine Fellnase fragen, welches der ätherischen Öle sie möchte.

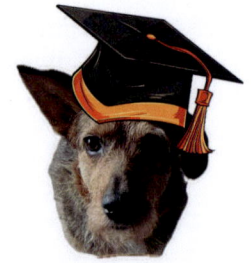

Woher sollte dein Hund und/oder deine Katze das wissen?

Das Ganze nennt man Zoopharmakognosie. Als meine Vorfahren als Wolf und Natsu Ahnen als Falbkatze in der freien Wildbahn lebten, mussten wir uns bei Krankheiten selbst helfen können. Wir haben deshalb die Fähigkeit, uns durch die Aufnahme von Kräutern, Gräsern und anderen natürlichen Substanzen selbst zu heilen. Es ist kein erlerntes Verhalten, sondern es ist angeboren und genetisch von vorherigen Generationen weitergegeben. Diese Fähigkeit kann somit als eine Art Instinkt bezeichnet werden.

Nun zur Praxis:
Halte die Ölflasche (geschlossen) in die Nähe deines Tieres und achte auf die Reaktion. Wendet es sich ab oder ist es an dem Geruch interessiert? Warte ab und zwinge deiner Fellnase den Duft nicht auf!

<u>Positive Zeichen</u> sind das Schlecken über die Nase oder der Versuch das Öl aufzunehmen (lass dies nicht zu). Auch das Verbleiben der Nase in Richtung der Flasche ist ein positives Zeichen. Der Abstand zum Öl bestimmt die Dosis.
<u>Negative Reaktionen</u> sind das Weggehen oder das Abwenden der Nase von der Ölflasche.

Wenn du keine große Reaktion siehst, dann verzweifle nicht. Meist handelt es sich nur um Mikromimiken.

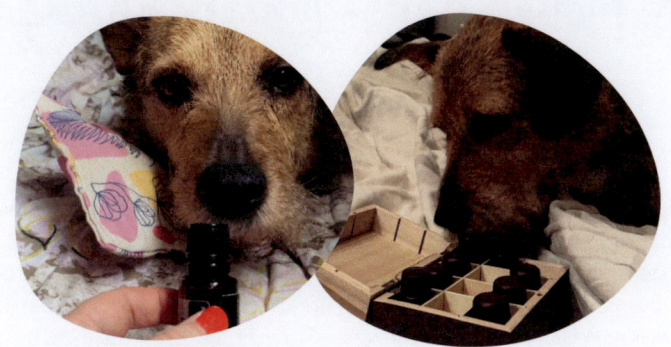

Welche Reaktionen wurden gezeigt? Kreise ein.

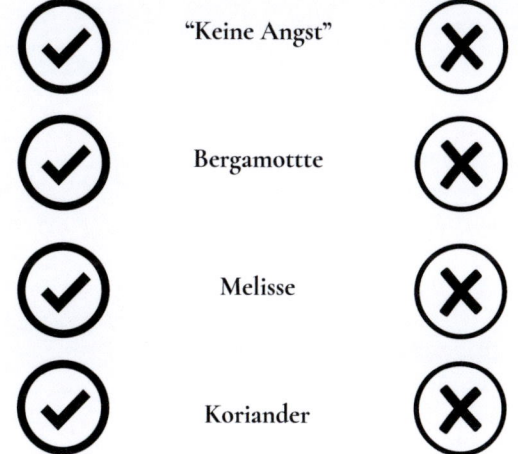

"Keine Angst"

Bergamottte

Melisse

Koriander

Versuche es doch mal selbst!
Welcher Duft gefällt dir und welchen findest du eher abstoßend?

8. November – Entspannung verknüpfen

Es bleibt praktisch! Wir werden die Düfte heute mit Entspannung verknüpfen. Dabei handelt es sich um die Lerntechnik der klassischen Konditionierung. Unbewusst hast du diese Technik schon eingesetzt. Das beste Beispiel ist das Rascheln einer Tüte und das anschließende Auftauchen eines Schmackies. Nach nur wenigen Wiederholungen wusste mein Gehirn, dass das Tütenrascheln ein Schmeckerchen für mich bedeutet. Jetzt komme ich sofort schwanzwedelnd angerannt, wenn ich das Geräusch höre. Bei Natsu ist es übrigens so, wenn Frauchen eine Dose öffnet.

Um die ätherischen Öle mit der Entspannung zu verknüpfen, wähle bitte die Duftmischung „Keine Angst" aus. Gebe etwas (nur einen Tropfen) von der Mischung auf ein kleines Kissen, welches wir liebevoll Aromakissen nennen. Ich besitze mehrere davon und auch die Katzen haben ihre eigenen. Als Alternative kannst du auch einen passiv Diffusor verwenden, wenn das Kissen zu schnell zerstört wird.

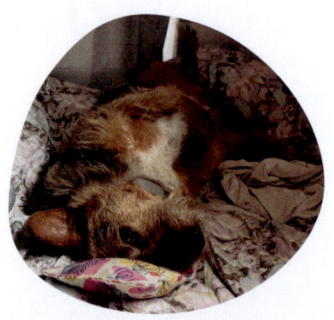

Durch deine Beobachtungen der ersten Tage, weißt du, wo und wann deine Fellnase ihre Ruhe- und Schlafphasen hat. Nutze das Wissen, um Entspannung zu konditionieren. Platziere das duftende Aromakissen immer in diesen entspannten Momenten in die Nähe deines Tieres. Bei negativen Reaktionen entferne es. Ansonsten kannst du es dort belassen und regelmäßig die Duftmischung auftragen. Denke daran, dass wir viel bessere Nasen haben, als ihr Menschen. Wenn du schon kaum etwas riechst, dann ist der Geruch für uns immer noch intensiv genug.

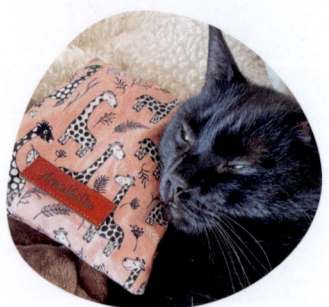

Das Aromkissen hat den Vorteil, dass kein Zwang besteht. Ich trage mein Kissen gerne mit mir rum oder verbuddel es, wenn ich es nicht möchte. Warum einige Menschen immer Körbchensprays von Frauchen wollen, verstehe ich nicht!

Oder würde es dir gefallen, wenn ich eine Flasche Weihrauch über dein Bett gieße?

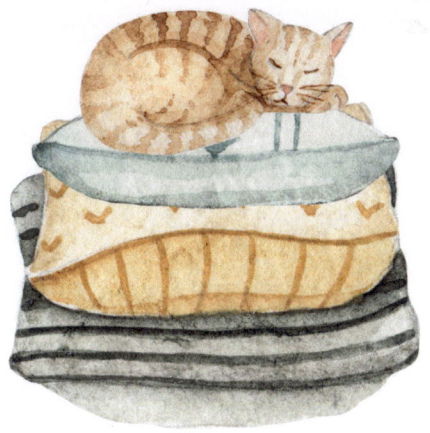

9. November – achtsamer durch den Alltag

Liebe mitreisende Person,

das war für die erste Woche schon viel Wissen kompakt verpackt. Nehme dir ruhig Zeit und lese dir die Texte öfters durch.

Was hast du alles die vergangene Woche über dich und dein Tier gelernt? Welche neuen Erkenntnisse haben dich überrascht?

Gehst du achtsamer durch die Winterzeit? Achtest auf das Verhalten deines Tieres? Hast du eine Veränderung bemerkt?

Falls nicht, ist es nicht schlimm! Wie sagt ihr Zweibeiner immer: „Rom wurde auch nicht an einem Tag erbaut!"

Versuche bei der heutigen Gassirunde etwas achtsamer zu sein. Klar, du kennst den Weg auswendig, aber nur aus deiner Sicht. Welche Stellen mag dein Hund am liebsten und verweilt zum Schnüffeln? Wo läuft er schneller, um Orte zu meiden?

Deine Wohnung ist nichts Neues für dich! Aber hast du sie schon einmal, aus Sicht deiner Katze betrachtet? Wo ist das Fenster mit dem besten Ausblick? Welches ist das bequemste Kissen? Gibt es noch andere Lieblingsplatze deiner Samtpfote?

Sei heute ganz bei dir und deinem Tier!

10. November – Seelentiere

Lieber Super-Mensch, ja, ich meine genau dich!

Du bist für dein Tier ein absoluter Super-Mensch, der Fels in der Brandung und Mittelpunkt des Lebens. War dir das bewusst?

Frauchen sagt immer, dass Natsu ihr Seelentröster wäre, weil er ihre Tränen trocknet, wenn es ihr schlecht geht. Ich hätte ihr Kraft und Selbstbewusstsein geschenkt, da sie lernen musste, für uns als Mensch-Hund-Team einzustehen. Ich bin ihr Seelenstärker.

Jeder bekommt das Tier, welches er benötigt!

<u>Deine Fellnase kann dich vieles lehren:</u>

- Selbstwert
- Achtsamkeit
- Langsamkeit
- Für sich einstehen
- Selbstkontrolle
- Loslassen
- Spaß am Leben
- Im Hier und Jetzt sein
- Selbstliebe
- Geduld
- usw.

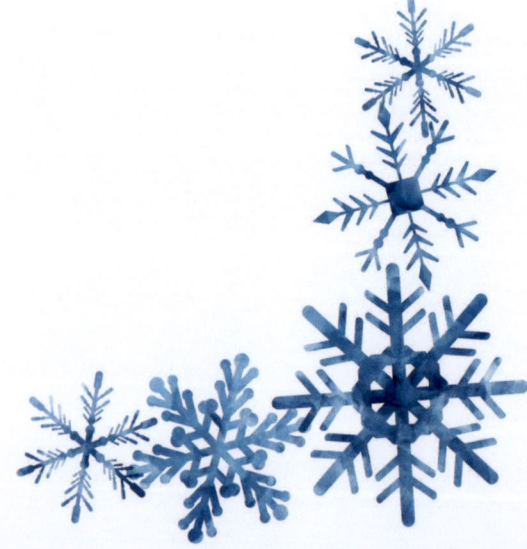

Schreibe heute die Superkräfte deines Tieres auf? Sei dabei gerne kreativ!

Was hat sich bei dir durch dein Tier verändert? Welche Superpower hast du hinzugewonnen?

11. November – Stimmungsübertragung

Liebes wissbegieriges Lebewesen,

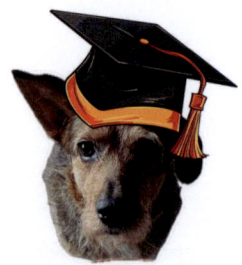

steht mir Frauchens Doktorhut nicht unglaublich gut? Ja, es wird wieder etwas wissenschaftlich. Es geht dieses Mal um Stimmungsübertragung.

„Es ist die Übertragung einer Motivation oder einer Bereitschaft von einem Sozialpartner auf den anderen, die dazu führt, dass die Mitglieder einer Gruppe sich gegenseitig mit derselben Bereitschaft „anstecken", zur selben Zeit dasselbe zu tun. Durch Stimmungsübertragung wird das Verhalten im sozialen Verband synchronisiert."

Hört sich das öde und langweilig an, dabei ist das Thema super spannend! Kannst du dich daran erinnern, dass ich erklärt habe, dass ich glücklich bin, wenn Frauchen gute Laune hat. Genau das ist diese Übertragung der Stimmung.

In der Wildnis ist sie überlebenswichtig. Mitglieder einer Herde oder eines Rudels verständigen sich damit auf einer unbewussten Ebene. Ohne offensichtliche Kommunikation sind alle angespannt und können schneller vor einem möglichen Feind fliehen.

Beobachte deine Emotionen die nächsten Tage und schaue, wie sich die Stimmung deines Tieres ändert.

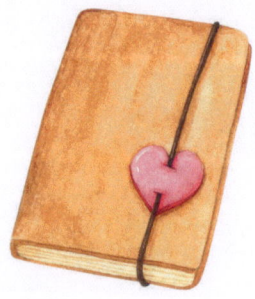

Tipp: Führe ein Stimmungstagebuch! Du kannst die Stimmungsübertragung zur Stärkung eurer Mensch-Tier-Bindung erst einzusetzen, wenn du dir deiner eigenen Gefühle bewusst bist.

Die Emotionen und Gefühle laufen zu 95% im Unterbewusstsein ab, nur 5% werden bewusst wahrgenommen.

Das kennst du sicherlich!

Du kommst von einem stressigen Arbeitstag heim und freust dich, dass dein Tier auf dich wartet. Doch niemand begrüßt dich und schon fühlst du dich ungeliebt. Das ist Frauchen oft passiert, weil ich tief geschlafen habe. Sie war dann traurig und ich wusste nicht warum, wodurch ich ebenfalls betrübt wurde. Aus diesem Grund haben sich große Begrüßungen bei uns nie eingebürgert. Wir haben daraus gelernt!

12. November - Spiegelneurone

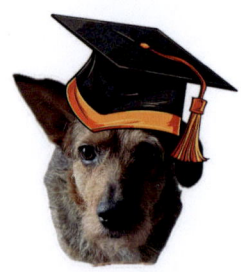

Du kannst uns nichts vormachen!

Heute geht es um die Spiegelneurone, welche für die Stimmungsübertragung zuständig sind. Forscher haben entdeckt, dass Hunde diese besonderen Nervenzellen besitzen und sich damit in ihre Menschen hineinversetzen können. Dazu beobachten wir euch und imitieren euer Verhalten. Wir fühlen Empathie. Natsu ist dazu übrigens auch in der Lage. Es ist keine hündische Fähigkeit, leider!

Doch wie gebt ihr eure Emotionen weiter?

Zum einen durch äußerliche Faktoren wie Körperhaltung, Stimme, Mimik und Gestik, somit euer komplette Verhalten. Aber auch über unserer Nasen können wir eure Stimmung wahrnehmen. Sie sind so gut, dass wir Veränderungen der Körperchemie, wie Stress und andere Hormone, riechen können. Dann gibt es die Energetik. Wut, Angst, Sorge, aber auch Freude und Glück können wir fühlen.

Frauchen hält oft ihre Gefühle zurück, obwohl es bereits in ihr brodelt. Sie schluckt ihre Tränen runter und lässt sie nicht raus. Natsu muss dann einschreiten und sie trösten. Durch seine Liebe kann sie loslassen und das salzige Wasser fließt. Weinen ist übrigens keine Schwäche, sondern eine Stärke!

Wie hast du dich heute in unterschiedlichen Situationen gefühlt?

Wie hat dein Tier auf diese Gefühle reagiert?

Wie möchtest du dich das nächste Mal in solch einer Situation fühlen?

13. November - Super-Hero-Pose

Erinnerst du dich, dass du für dein Tier sein Super-Mensch bist.

Jetzt musst du nur noch daran glauben!

<u>Übung</u>:
Stelle dir das nächste Mal, in einer schwierigen Situation, einfach vor, du wärst ein Super-Hero. Richte dich auf, mache dich groß und fühle deine Superkräfte. Stemme deine Hände in die Hüfte und stelle die Füße hüftbreit auseinander, wie Peter Pan. **Lebe es!**

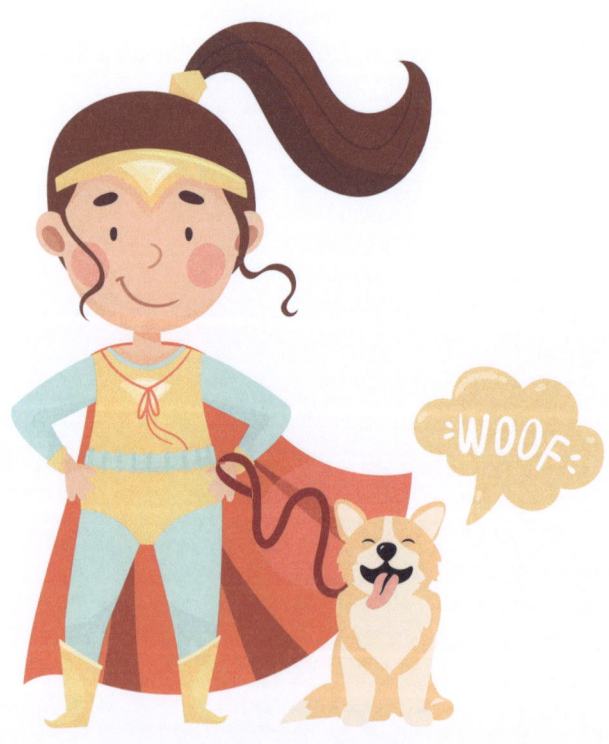

Ein wahres Ereignis

Ich möchte dir eine kleine Geschichte von Frauchen und mir erzählen. Ich war noch nicht lange bei ihr und sie hatte mit vielen Unsicherheiten zu kämpfen. Was denken die Nachbarn? Wie gehe ich mit dem alten Tierschutzhund um? Kann ich ihm das alles zumuten? Schaffe ich es, ihm gerecht zu werden?

Wir waren im Garten unterwegs und ich hatte schon alle Geschäftlichkeiten erledigt. Es war also Zeit reinzugehen. Frauchen wollte auch wieder rein, aber irgendwie wollte sie auch jemandem etwas beweisen. Eigentlich wusste sie überhaupt nicht, was sie wollte. Ich setzte mich also hin und wartete, bis sie sich entscheiden würde. Sie lief vor und zurück und redete auf mich ein. Keine Ahnung was sie wollte!

Sie rief dann ihre Freundin, eine Hundetrainerin an. Zum Glück kam Yvonne schnell und half Frauchen sich selbst zu verstehen. Endlich konnten wir gemeinsam rein gehen. In der Wohnung weinte sich Frauchen ihre Unsicherheit und ihre negativen Glaubenssätze von der Seele.

Seitdem hört sie besser auf sich und auch auf mich. Was sie wirklich will und was ihre Unsicherheiten ihr reinreden. Manchmal muss ich immer noch etwas warten, bis sie sich gesammelt hat. Aber dafür liebe ich sie!

14. November – Sicherung bringt Sicherheit

Liebes Lesewesen,

meiner Erfahrung nach ist die Angst vor einem schlimmen Moment meist größer als das Ereignis selbst. Doch Absicherung bietet Sicherheit. Wenn du sicher sein kannst, dass dein Equipment dein Tier schützt, dann gehst du ganz anders durch die Welt. Dein Sicherheitsgefühl gibt deinem Tier, dank der Stimmungsübertragung, ebenfalls Sicherheit.

Deshalb habe ich ein paar Tipps für dich. Frauchen nutzt alle davon. Manchmal ist sie ein kleiner Kontrolletti, aber wenn es ihr damit besser geht, soll es mir recht sein.

Gut gerüstet gegen Verlustängste:

1.) Lasse dein Tier chippen, falls es noch nicht mit einem Chip zu dir kam.

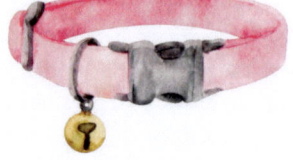

2.) Registriere dein Tier kostenlos auf Tasso.

3.) Eine Marke mit Name, Adresse und Telefonnummer am Halsband oder Geschirr sollte Pflicht sein, was sie in einigen Gemeinden sogar schon ist.

4.) Sichere dein Hund doppelt an Halsband und Geschirr. Solltest du mit deiner Katze spazieren gehen, gilt das Gleiche. Es gibt spezielle ausbruchssichere Geschirre (Sicherheitsgeschirr), die ein Herauswinden in Panik verhindern können.

5.) Fixiere die Leine an deinem Körper, dann kann sie dir nicht aus der Hand rutschen.

6.) Ein Maulkorb kann vielseitig sichern. Zum einen, wenn dein Hund nach vorne geht, und zum anderen vor aufdringlichen Hund-Zweibein-Teams. Ich habe manchmal einen Maulkorb an, damit ich nicht bedrängt werde und nicht, weil ich beißen würde. Wobei man nie weiß, wie eine Situation eskalieren kann. Ein Maulkorb ist nichts, wofür man sich schämen muss!

7.) GPS-Tracker gibt es für Hund und Katze (Natsus Bruder hat einen!). Sie zeigen dir den Standort deines Tieres in Echtzeit an. Außerdem geben sie dir viele spannende Daten.

8.) Sei immer gut sichtbar. Vor allem in der dunklen Jahreszeit schütze euch mit reflektierender Kleidung, Leuchthalsband und Licht.

Welche Sicherungsmöglichkeiten benutzt du schon?

15. November – Ressourcenbereiche

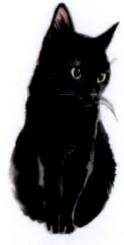

Sehr geehrte mitreisende Person,

Picobert geht es nicht gut, daher werde ich, Natsu, übernehmen. Der Senior schwächelt mal wieder. Ich habe ihm extra eine Maus gefangen, aber die wollte er nicht. Mache mir schon etwas Sorgen, nur verrate ihm das nicht.

Ich habe eine Übung für dich. Es geht um Ressourcenbereiche in eurem Zuhause bzw. im Königreich deiner Katze.

Zeichne den Grundriss der Wohnung und markiere folgendes:
- Fressbereiche
- Schlaf- und Ruhebereiche
- Toiletten- und Hygieneplätze
- Spielzonen
- Beobachtungszonen

Sicherlich weißt du, dass Katzen Wassernapf und Futternapf nicht im selben Bereich stehen haben möchten. Für die Katzentoiletten gilt die Faustregel: Anzahl der Katzen plus eine weitere Toilette.

Markiere nun im Grundriss, wo deine Katze ihre Kratzplätze hat.
Wo steht der Kratzbaum? Gibt es weitere Möglichkeiten zum Kratzen? Welche Möbel werden eventuell kätzisch verschönert?

Wir Katzen markieren die Grenzen zwischen unseren Bereichen durch kratzen. Kannst du dieses Verhalten deiner Samtpfote auf der Zeichnung erkennen?

Lieber Hundemensch, mache die Übung ebenfalls nur eben für deinen Hund. Auch bei euch gibt es unterschiedliche Ressourcenbereiche.

Platz für den Grundriss deiner Wohnung.

16. November – Verschnaufpause vor dem Kamin

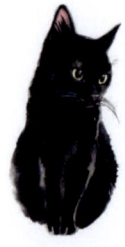

Hier ist wieder Natsu.

Picobert lässt sich weiterhin entschuldigen. Das kalte Wetter macht dem Senior zu schaffen. Deshalb bleiben wir heute alle im Warmen vor dem Ofen.

Für dich und deinen Vierbeiner gibt es heute ebenfalls einen Pausetag. Nutze ihn gerne, um die vielen Daten und Fakten über die ätherischen Öle, Zoopharmakognosie und die Stimmungsübertragung dir noch einmal anzuschauen. Picorbert hat wirklich etwas mit dem ganzen Fachwissen übertrieben, aber auf mich kleine Katze hört ja keiner.

Flammenmeditation

Wenn du einen Ofen oder Kamin hast, dann mache mit bei unserer Flammenmeditation. Du kannst auch eine Kerze dafür nutzen oder ein Kaminfeuer-Video abspielen.
Das Feuer hat eine reinigende und beruhigende Wirkung auf euch Menschen. Sie erinnert an Stunden am Lagerfeuer mit Stockbrot und gebratenen Marshmallows.

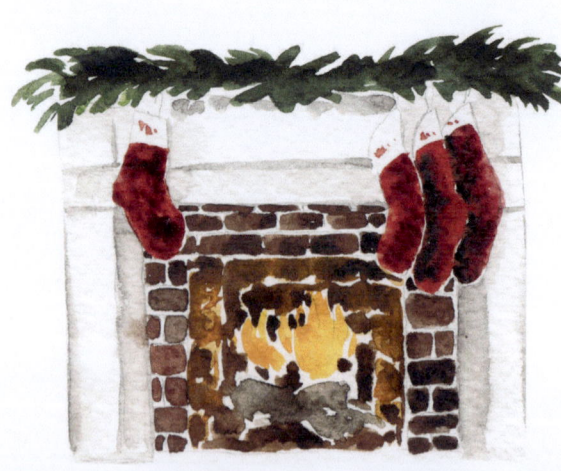

Schaue in die Flammen und versuche an nichts zu denken. Beobachte nur die Bewegung des Feuers und spüre dessen Wärme. Unglaublich schön, dieses rote Farbenspiel, oder? Man kann alles um sich herum vergessen und sich nur auf das Knistern fokussieren. Negative Gedanken verschwimmen förmlich und werden vom Feuer verbrannt.

Was hat dein Tier während der Meditation gemacht? Sich zu dir gelegt, ist es kuscheln gekommen oder hat es dich beobachtet?

17. November – Bindung

Liebes wissbegieriges Lebewesen,

hoffentlich war Natsu gestern ein guter Reisebegleiter und hat mich optimal vertreten.

Endlich kann ich dir wieder mehr über mein Lieblingsthema erzählen. Die Mensch-Tier-Bindung liegt mir sehr am Herzen. Als Tierschutzhund aus der Tötung habe ich in meinen ersten Lebensjahren keine gute Beziehung zu euch Zweibeinern gehabt, aber immer an das Gute in euch geglaubt. Ehrlich gesagt, war das nicht ganz einfach und auch heute begegne ich Exemplaren euerer Art, denen ich lieber aus dem Weg gehe.

Die Bindung zu Frauchen ist unglaublich eng, vermutlich, weil sie einfach mein Mensch ist. Sie war sofort für mich da, als ich zu ihr kam. Schlief in den ersten Nächten neben meiner Box, schützte mich vor allen Gefahren und tröstete mich, wenn ich Alpträume hatte. Trotzdem gab es klare Regeln und Strukturen, an die ich mich als Neuankömmling halten musste.

Dies sind die drei Säulen der Bindung:

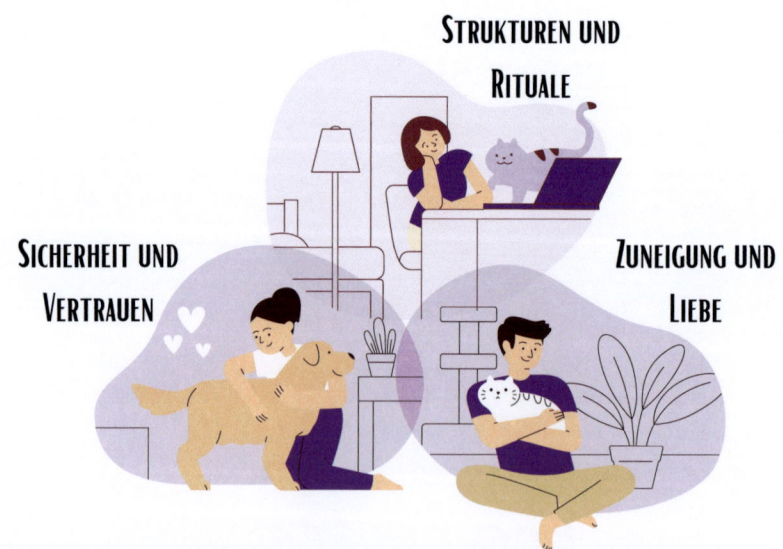

STRUKTUREN UND RITUALE

SICHERHEIT UND VERTRAUEN

ZUNEIGUNG UND LIEBE

Wenn diese drei Säulen gefestigt sind, dann existiert das Fundament, auf dem aufgebaut werden kann. Die Bindung steht somit an erster Stelle, erst dann kommt das Training.

Ich kann heute immer noch nicht wirklich auf Kommando „Sitzt" oder „Platz", aber das ist Frauchen auch nicht wichtig. Sie weiß, dass ich nicht von ihrer Seite weichen würde.

<u>**Überlegungen bei einer Tasse Tee:**</u>

Wenn dir deine Fellnase 60 Sekunden antworten könnte, was würdest du sie fragen? Welche Information wäre dir am wichtigsten?

18. November – Sicherheit und Vertrauen

Heute möchte ich mit dir die erste Säule der Mensch-Tier-Bindung besprechen.

Es geht um Sicherheit. Sie ist überlebenswichtig und hat deshalb stets die höchste Priorität. Wenn ich mich sicher fühle, dann habe ich einen niedrigen Adrenalin-Spiegel und bin nicht im Flucht-Kampf-Mechanismus. Achte ich nur darauf, wann und wo die nächste Gefahr auftaucht, dann verliere ich meine Handlungsfähigkeit, weil mein Nervensystem überlastet ist.

Als Zwingerhund musste ich mich vor dem Menschen schützen und wartete nur auf den nächsten Schlag. Deshalb konnte ich zu Beginn bei Frauchen nicht entspannen und musste erst lernen, dass ich in Sicherheit bin. Zum Glück ist das Sicherheitsempfinden erlernbar.

Ständiger Stress bedeutet eine andauernde Unsicherheit und führt zu überängstlichem oder im schlimmeren Fall aggressivem Verhalten. Je nachdem, ob die Angst oder die Aggression zum Erfolg führt.

Achte heute mal darauf, wann sich dein Tier sicher, und wann es sich unsicher fühlt?

Selbstständigkeit bedeutet nicht Sicherheit. Fühlt sich dein Tier nicht sicher bei dir, dann übernimmt es Aufgaben. Es kommt zum Pöbeln an der Leine, Bellen bei dem Geräusch der Türklingel und vielem mehr.

19. November – Struktur und Rituale

Die zweite Säule sind Strukturen und Rituale. Regeln und Gewohnheiten schenken Sicherheit und Orientierung. Verlässlichkeit spart Energie, weil keine Entscheidungen getroffen werden müssen. Es ist ja bekannt, was passiert!

Die Konstanz im Leben ist der Schlüssel zum Erfolg, weil sie das Gefühl von Kontrolle vermittelt. Trotzdem soll es nicht langweilig werden und Abwechslung bietet Abenteuer.

Kommt ein neues Tier zu dir, dann sagt man

3 Tage zum Ankommen,
3 Wochen, um sich an die Abläufe zu gewöhnen, und
3 Monate, um sich sicher zu fühlen.

In dieser Zeit bilden Gewohnheiten und Rituale Trampelpfade in unserem Gehirn. Diese Wege bauen sich durch Wiederholungen und Permanenz immer weiter aus und werden irgendwann zu großen Autobahnen.

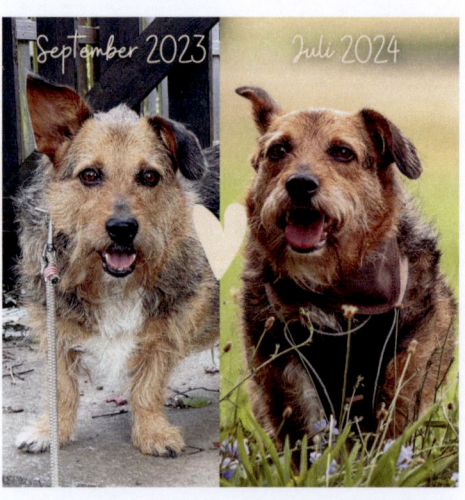

Geschichte: Fast ein ganzes Jahr!

Die oben genannte 3er Regel ist zwar korrekt, aber nach ungefähr einem Jahr kamen meine Charakterstärken und -schwächen richtig zum Vorschein. Ich blühte auf und zeigte wahren Heldenmut. Einmal lief ich sogar stolz aus dem Haus auf die Straße und erkundete die Nachbarschaft, obwohl Frauchen dachte mit mir nie Gassigehen zu können. Ihr ist das Herz fast stehen geblieben aus Angst um mich. Dabei kann ich doch auf mich aufpassen!
Auch auf sie habe ich immer ein Auge. Einmal stellte ich mich vor Frauchen und verteidigte sie gegen einen aufdringlichen Einkaufswagen. Ja, ich bin ihr kleiner Held!

Welche Rituale und Gewohnheiten gibt es bei euch?
Schaue dir deinen Tagesablauf mal genauer an. Welche Termine haben du und dein Tier in regelmäßigen Abständen?
Mittwochs ist Hundeschule. Frauchen merkt den ganzen Tag über schon, wie aufgeregt ich bin. Ich kenne eben unsere Routinen!
Geht es deinem Tier auch so?

20. November – Zuneigung und Liebe

Last but not least!

Die dritte Bindungssäule: Zuneigung und Liebe!

Nähe ist für uns Tiere essentiell. Wie du an Tag 3 bemerkt hast, muss diese nicht immer körperlich sein. Das Bedürfnis nach Zuneigung ist von verschiedenen Faktoren wie Charakter, Ort, Zeitpunkt usw. abhängig.

Sich Zuneigung und Liebe schenken ist etwas sehr individuelles und Intimes. Es ist ein wahres Geschenk, mit dem aber nicht jeder umgehen kann. Hier kann das ätherische Öl der Rose (*Rosa damascena*) helfen. Das Öl der Liebe schafft Vertrauen und fördert die Bindung. Der intensive blumig fast betörende Duft stärkt das Herz und vertreibt Ängste.

Wird Zuneigung verweigert oder unterdrückt, dann geht das Tier auf Distanz. Studien haben gezeigt, dass der Entzug von Liebe zum Tode führen kann.

Ich wusste es ja schon immer! Liebe ist lebensessenziell!

Wie schenkt dein Tier dir Liebe und Zuneigung? Wie gibst du es ihm zurück?

Bei Katzen ist das Schnurren der bekannteste Liebesbeweis. Köpfchengeben oder zuzwinkern sind ebenfalls wichtige Kommunikationsmittel. Natsu sagt, dass blinzeln mit einem Auge ein Kuss sei und zwinkern mit beiden eine Umarmung. Hast du das gewusst? Antworte deiner Katze doch einmal auf dem gleichen Weg und schaue was passiert.

21. November - im Herzen verbunden

Bindung ist, wenn zwei Herzen durch ein unsichtbares Band verbunden sind.

Boah, war das viel Input die letzten Tage. Ich hoffe, du bist gut mitgekommen. Wenn nicht, dann blättere gerne wieder zurück.

Hast du dich gefragt, wie du erkennen kannst, wie gut eure Mensch-Tier-Bindung ist? In diesem Internet gibt es viele Meinungen und Theorien zu der Frage. Ich finde es jedoch sehr schwierig, da jedes Tier seinen eigenen Charakter mit den individuellen Bedürfnissen hat. Im Folgenden gebe ich dir einen kleinen Überblick, wie sich die Bindung zu meinem Frauchen darstellt. Keine Garantie zur Vollständigkeit.

Ich suche die Nähe von Frauchen, wenn sie daheim ist, und vergewissere mich, dass es ihr gut geht. Wenn sie unterwegs ist, verabschiedet sie sich immer von mir. Ich habe dann keine Trennungsangst, weil ich weiß, dass sie wiederkommen wird.
Draußen achte ich darauf, wo Frauchen ist. Beim Gassigehen habe ich immer einen Blick für sie.
Wenn eine andere Person, auch Herrchen, möchte, dass ich mit ihm mitkomme, dann frage ich erst bei Frauchen nach, ob es in Ordnung ist. Das Gleiche gilt ebenfalls, wenn mir jemand Schmackies geben möchte.

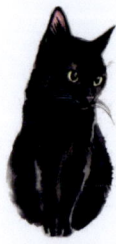 Ich will auch! Katzen suchen ebenfalls die Nähe ihrer Menschen und trösten sie, wenn es ihnen nicht gut geht. Beim Fressen nachzufragen wäre aber sicherlich zu viel verlangt, aber ich kann vorher „sitz" für Frauchen machen. Im Garten komme ich zu ihr, wenn sie mich ruft, oder laufe freudig auf sie zu, wenn ich sie sehe. Schnurren und Küsschen geben sind meine liebsten Liebesbeweise für sie.

Sei nicht traurig, wenn sich die Bindung zu deinem Tier gerade nicht so anfühlt, wie du es gerne hättest. Beziehungen sind nicht statisch, sondern Prozesse. Wie bei Blumen, die man gießt, wächst auch die Bindung, wenn man sie pflegt.

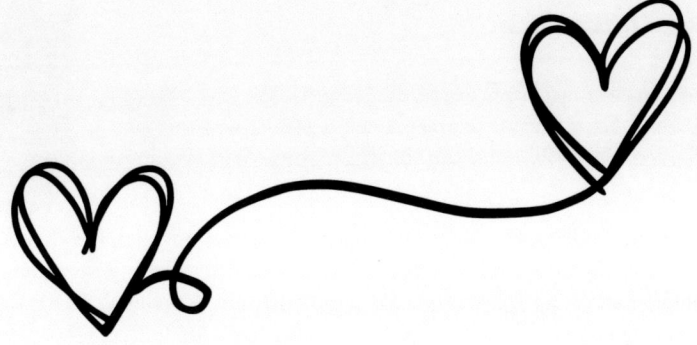

22. November – Futterbeschäftigung

Lieber Tiermensch,

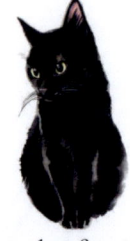

Picobert ist sehr erschöpft durch die letzten Tage und benötigt eine Pause, daher erzähle ich euch heute etwas, was mir sehr am Herzen liegt. Es geht um Beschäftigung, natürlich mit Futter.

In der dunklen Jahreszeit ist das Wetter nicht immer optimal, um draußen in der Natur Abenteuer zu erleben. Außerdem hat nicht jede Katze die Möglichkeit Freigang zu erhalten. Da kann einem in den vier Wänden schnell langweilig werden. Warum dann nicht das tägliche Füttern spannender gestalten, als nur die gefüllten Näpfe hinzustellen?

Die Heimtierindustrie hat ein großes Sortiment an Fummelbrettern und -näpfen, Schnüffelteppichen, Schleckmatten und vielem mehr. Du kannst viel Geld für diese Intelligenzspielzeuge ausgeben, oder selbst kreativ werden.
Die einfachste Möglichkeit ist es, indem du Leckerlies und Trockenfutter in der Wohnung verteilst und deine Samtpfote diese suchen muss. Die nächste Schwierigkeitsstufe ist das Verstecken in Kisten, Toilettenpapierrollen und Ähnlichem. Um das Jagdbedürfnis zu erfüllen gibt es befüllbares Spielzeug, welches durch Bewegung die Trockenfutterbrocken verliert.

Du merkst, dass der Kreativität wirklich keine Grenzen gesetzt sind. Wenn du selbst bastelst, dann achte nur darauf, dass keine Verletzungsgefahr besteht.

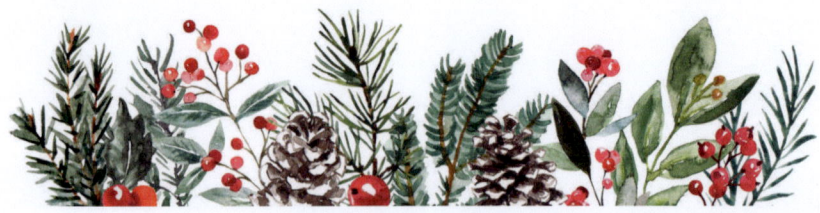

Frauchen befüllt gerne alte Kartons mit aufrechtstehenden Toilettenpapierrollen und betankt diese mit Leckerchen. Mit unseren Pfoten holen wir die Kekse dann Brocken für Brocken raus. Auch ein Schnüffelteppich kann schnell nachgebaut werden. Leckerchen einfach in alte T-Shirts von Herrchen versteckt und fertig.

Für absolute Experten kannst du auch mit Kommandos arbeiten. Dein Tier muss auf seinem Platz warten und darf dann nur in dem Bereich suchen, den du frei gibst und dann zurück in den Wartebereich. Dieses Spiel schult die Toleranz und ist für dein Tier schwieriger, als es sich anhört. Länger als fünf Minuten solltest du deshalb nicht ohne Pause spielen.

Und jetzt: auf die Plätze, fertig, los! Auf geht es ans Basteln.

Anmerkung: Ich sage es ungern, aber Frauchen zwingt mich zu diesem Hinweis. Ich zitiere: „Damit dein Tier nicht aus der Form gerät, ziehe die Futterbelohnungen und -beschäftigungen von der Tagesration ab."

23. November – Entspannung

Liebes Lesewesen,

ich hoffe, dass Natsu mich gestern gut vertreten hat. Ich brauchte einen Tag der Entspannung. Womit wir auch schon beim heutigen Thema sind.

„Entspannung ist ein Zustand, in dem man sich wohl fühlt, ein Zustand, in dem sich Körper, Geist und Seele in seelischer Balance befinden und Druck, Anspannung und Belastung fehlen."

Es ist eindeutig wieder Zeit für Frauchens Doktorhut. Zu Beginn unserer Reise hast du bereits gelernt, wie viel Ruhe- und Schlafphasen wir Tiere haben. Du als Mensch hast laut Studien ein Schlaf- und Ruhebedürfnis von 7-9 Stunden, wobei diese Werte an männlichen Exemplaren eurer Art erforscht wurden. Die Weibchen unter euch benötigen laut neuen Forschungsergebnissen mehr Schlaf. Bis zu 12 Stunden, während der Menstruation sogar mehr. Wahnsinn, oder?

Dauerhafter Stress oder Anspannung hat negative Folgen für den Körper. Entspannungsphasen werden zur Regeneration benötigt, sonst kann keine Höchstleistung erbracht werden. Bei Stress werden Hormone wie Adrenalin, Dopamin und Cortisol ausgeschüttet. Sie sorgen dafür, dass einige Funktionen im Körper aktiviert werden, vor allem die, die für Flucht und Kampf zuständig sind.
Früher konnte der Organismus nach einer Gefahrensituation wieder entspannen, heutzutage ist eine solche Situation selten der Fall. Es sieht in eurer menschlichen Gesellschaft eher so aus, dass durch die steigenden Ansprüche im Berufs- und Privatleben, sowie der Schnelllebigkeit, das Stresslevel nicht mehr reduziert werden kann. Es ist dauerhaft aktiv. Auch wir, als eure Haustiere, bekommen dank der Stimmungsübertragung diesen Wandel mit. Und nicht nur das! Auch wir können kaum noch entspannen und sind ständig im Alarmmodus.
Ein dauerhaft erhöhtes Level der Stresshormone führt langfristig zu Schädigungen des Körpers und seiner Funktionen. Diese können sich in den unterschiedlichsten Krankheitsbildern widerspiegeln.

Aus diesem Grund ist es wichtig, wieder entspannen zu lernen und regelmäßig Entspannungseinheiten einzuplanen. Dafür werde ich dir die nächsten Tage einige Techniken zeigen.

Kannst du noch runterfahren? Oder fällt es dir schwer, still zu halten?

Beobachte heute mal, ob dein Tier in die Entspannung gehen kann und seine Schlaf- und Ruhezeiten, die es benötigt, ausschöpft.

24. November – Entspannungtechniken

Entspannung ist etwas sehr Individuelles.

Nicht jede Technik wird für dich und deine Fellnase passend. Nehme dir das, was dir gut tut und lasse das andere sein!

Frauchen ist die Meisterin der Entspannung, denk sie jedenfalls! Sie hat unglaublich viele Techniken an der Hand, aber immer noch Schwierigkeiten diese auch regelmäßig anzuwenden. Meist macht sie sich viel zu viel Druck, dass sie sofort entspannt sein muss, wenn sie nur einmal meditiert hat. Als würde das funktionieren!?

Entspannung ist ein Prozess und die Techniken sind keine Sofortpillen.

Frauchens liebste Entspannungstechniken:

- Ätherische Öle
- Meditation
- Entspannungsmassage
- Klopfakupunktur
- Tellington TTouch
- Körperbänder

Kennst du diese Techniken? Wendest du sie vielleicht schon an? Sei ehrlich zu dir, wie oft nimmst du dir Zeit für Entspannung?

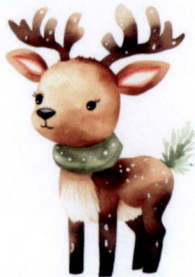

Notiere dir, deine aktuellen Techniken, wie du Entspannung findest. Schreibe auch auf, wie oft du dir in deiner Woche Zeit nimmst, um mal zur Ruhe zu kommen.

25. November - Ort der Entspannung

Heute profitierst du wieder von deinem Wissen über die Ruhe- und Entspannungsbereiche deines Tieres. Der Tag ist gekommen einen Ort für eure Entspannungsroutine zu schaffen und diesen zu etablieren.

Du kannst natürlich auch unterschiedliche Orte für unterschiedliche Entspannungstechniken wählen. Wichtig ist nur, dass es eine Routine gibt. Sie bietet Sicherheit und stärkt die Bindung. Du erinnerst dich?

Gemeinsame Entspannungsroutine schaffen, um eine Entspannung zu konditionieren.

Ich erzähle dir mal von unseren schönsten Routinen für mehr Ruhe im Alltag.

Gemeinsame Meditation

Frauchen meditiert auf ihrem Bett. Natsu legt sich dann auf sie und ich lege mich neben das Bett auf das Fell. Entspannungsmusik läuft und der Raum wird vom Diffusor mit einem beruhigenden Duft gefüllt.

Entspannungsmassage

Eine Massage erhalte ich in meinem orthopädischen Körbchen. Dort kann ich dann gleich weiterschlafen und träumen. Mein Aromakissen duftet und die Wärmflasche wärmt an kalten Tagen.

Vorlesen

Wenn ich Alpträume hatte, dann liest mir Frauchen immer mit ihrer Entspannungsstimme vor und streichelt mich dabei sanft hinter den Ohren. Sie gibt mir dann das ätherische Öl der Wachholderbeere (Juniperus communis) auf mein Aromakissen, weil es gegen Nachtängste hilft. Erst nachdem ich eingeschlafen bin, steht sie auf oder schläft bei mir ein. In diesen Momenten liebe ich auch ihre körperliche Nähe, die mir sonst meist nach kurzer Zeit unangenehm wird.

Plane nun die Ruhezone deines Tieres.
Sollte sie in der Nähe oder eher in der Umgebung sein? In welchem Raum?
Offen oder geschlossen? Weich oder lieber etwas härter?

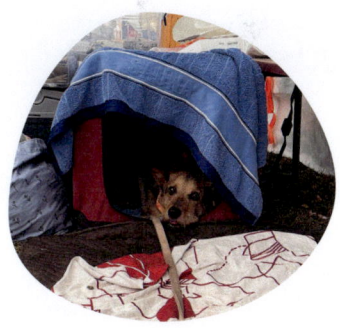

Du kannst eine mobile Ruhezone etablieren, die du für Ausflüge oder Reisen verwendest. Schaue nach den Bedürfnissen deines Tieres, aber auch nach denen eures gemeinsamen Alltags.

26. November - Meditation und Traumreise

Wie hat dir die Flammenmeditation am 16. November gefallen? Konntest du dich auf die Flamme fokussieren und deine Gedanken minimieren?

Meditieren hebt die Stimmung, verbessert den Umgang mit Gefühlen, verstärkt die Konzentrationsfähigkeit und macht das Denken klarer. Das Ausmaß, wird dir nicht dramatisch vorkommen, aber ist deutlich messbar. Meditieren kann allerdings auch mühsam sein und zu Beginn eine echte Herausforderung. Setze dich nicht unter Druck!

Meditieren fällt mir auch immer noch schwer. Pfote aufs Herz! Ich schlafe meistens ein oder bin so kribbelig, dass ich wieder aufstehe. Dafür gibt es einen wichtigen Tipp für dich: Traumreisen!

Geführte Meditationen oder Traumreisen sind das perfekte Mittel zum Einstieg. Deine Gedanken können sich nicht im Kreis drehen, weil du auf die Stimme achtest.

Mache es dir nun mit deinem Tier bequem. Schalte den Diffusor an oder sprühe das Silvesterspray, dimme das Licht und starte eine geführte Mediation aus dem Internet. Im Liegen oder sitzen ist völlig egal, auch wenn ihr Menschen Stunden über dieses Thema diskutieren könnt. Es muss sich für dich richtig anfühlen.

Schaue danach, wo sich dein Tier befindet. Hat es die Meditation mit gemacht? Überprüfe wieder Kontakt, Nähe oder Umgebung.

Übung macht den Meister! Mit der Zeit werdet ihr ein eingespieltes Meditationsteam werden. Verliere nur nicht die Geduld mit dir oder zwinge dein Tier dazu mitzumachen.

27. November – aromatische Entspannung

Verrate es nicht, aber heute gibt es zwei Rezepte aus Frauchens Rezeptbuch von mir für dich. Ja, sie hat ein ganzes Buch geschrieben mit Anleitungen für Produkten aus ätherischen Ölen. Nicht nur für Hunde und Katzen, sondern auch für Pferde und Hühner.

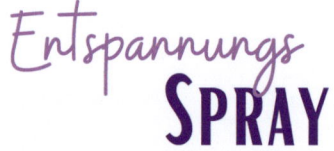

Entspannungs SPRAY

Der Alltag kann für Hund wie Katze auch mal stressig sein. Gönne deiner Fellnase etwas Entspannung und Wellness.
Perfekt geeignet, um etwas Ruhe in einen Mehrtierhaushalt zu bringen!

Für eine 30 ml Sprayflasche:
4 ml Trägeröl
4 Tr Lavendel
4 Tr Zeder
4 Tr Vetiver
4 Tr Baldrian (optional)
mit Wasser auffüllen

Silvester- SPRAY

Das Angstspray hilft deinem Haustier sich seinen Ängsten zu stellen und diese gelassener zu nehmen. Hier ist Training jedoch enorm wichtig, um eine positive Konditionierung zu erreichen.

Für eine 30 ml Sprayflasche:
4 ml Trägeröl
3 Tr Bergamotte
2 Tr Koriander
1 Tr Melisse
auffüllen mit Wasser

Inhaltsstoffe zusammen mischen. Vor dem Gebrauch gut schütteln. Je nach Bedarf, gerne auch mehrmals täglich verwenden.

Pfote bzw. Hand aufs Herz:

Wie oft hast du mit den Ölen seit Beginn unserer Reise gearbeitet? Hast du den Duft „Keine Angst" schon konditioniert? Jetzt hast du die Möglichkeit wieder zu beginnen und gleichzeitig zu dem Duft auch die Ruhezone für dein Tier zu etablieren.

Ich weiß, wir wollten diese Reise ohne Stress machen, aber ein wenig Planung ist manchmal essenziell, um wichtige Dinge nicht zu vergessen. Silvester ist schneller da, als gedacht!

Mache dir einen Zeitplan, um das Konditionieren nicht zu vergessen:

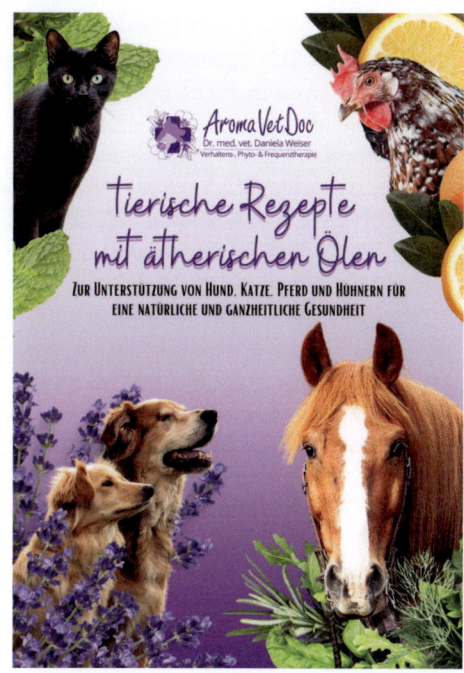

28. November –
Entspannungsmassage

Heute wird es wieder praktisch!

Wir nutzen heute die Massage, um die gemeinsame Bindung zu stärken und das Wohlbefinden deines Tieres zu steigern.

Los gehts!

Bevor wir mit der Massage beginnen, sollten die Muskeln deines Tieres aufgewärmt sein. Dies geschieht durch einen kleinen Spaziergang oder ein Fangspiel in der Wohnung. Dadurch wird die Durchblutung verbessert und der Körper auf die Massage vorbereitet.

Richte dir euren Entspannungsort gemütlich ein. Mache einen Diffusor an oder sprühe das Silvesterspray, starte Entspannungsmusik und dimme evtl. das Licht. Die Massage sollte ruhig und stressfrei ablaufen. Lege oder setze dein Tier auf eine weiche Unterlage, um eine bequeme Position zu schaffen.

1. Starte mit sanftem Streicheln des Fells von Kopf zum Schwanz über den Rücken, um dein Tier einzustimmen.
2. Beginne hinter den Ohren und massiere mit minimalem Druck über den Nacken den Rücken entlang wieder bis zum Schwanz.
3. Streiche rechts und links der Wirbelsäule den Körper hinab und wandere dabei wieder von vorne nach hinten.
4. Mit einen Igelball kannst du vorsichtig über den Rücken, Nacken und andere Bereiche, in denen dein Tier Verspannungen hat, rollen. Zu starken Druck oder zu schnelle Bewegungen unbedingt vermeiden. Niemals über Knochen und Gelenke, nur über weiches Gewebe!
5. Zum Ende hin streichle das Fell wieder von Kopf zum Schwanz entlang, um die Massage ruhig ausklingen zu lassen.
6. Gebe zum Abschluss ausreichend Zeit zum Entspannen und Erholen. Bei Kälte kannst du eine Wärmflasche anbieten. Achtung nur lauwarm und nicht heiß! Stelle genügend Wasser zur Verfügung. Es ist wichtig, nach der Massage den Igelball zu reinigen und ihn an einem trockenen Ort aufzubewahren.

Wichtiger Hinweis: Bei Zeichen von Schmerzen oder Unbehagen die Massage sofort stoppen. Bei anhaltenden Schmerzzeichen unbedingt einen Tierarzt aufsuchen.

Das nächste Level wäre eine Massage mit ätherischen Ölen. Für die Aromamassage müssen keine physiotherapeutischen Massagetechniken erlernt werden. Das Verstreichen, Einreiben oder Verreiben der Öle auf dem Tierkörper reicht völlig aus. Auf diesem Prinzip beruht die Rain Drop Technique® von Donald Gary Young. Diese Technik wurde zuerst für den Menschen entwickelt und dann auf Tiere übertragen. Es handelt sich dabei um eine Kombination aus altägyptischen Heilungs- und Salbungsritualen der Isis-Priesterinnen und der Reflexzonentechnik der tibetischen Medizin und energetischen Griffen von den Lakota-Indianern sowie dem Wissen über die Pflanzenwirkstoffe. AromaVetDoc bietet dir online einen Selbstlernerkurs an, um diese Technik für dein Tier zu erlernen.

29. November – Klopfakupunktur

Klopfakupunktur? Was ist das nun wieder?

Akupunktur, der Begriff ist vielen bekannt, aber Klopfakupunktur, was soll das sein?

Frauchen hat diese Technik unter dem Namen emotional Freedom Technique (EFT) kennengelernt, aber es gibt noch viele verschiedene Abkürzungen. Alle gehen zurück auf den Pionier Dr. Fred Gallo, der sie der energetischen Psychotherapie zuordnet.

Stress, Ängste oder Traumata können durch das Klopfen auf Meridianpunkte aus der traditionellen chinesischen Medizin gelöst werden. Für das Aktivieren der Punkte ist keine tiefgehende Ursachenanalyse notwendig. Die Technik kann im Alltag eingesetzt werden, um Ruhe und Entspannung zu schenken und die Bindung zu stärken. Diplom Psychologin Claudia Reinicke und Arzt Dr. med. Michael Bohne stellen in ihrem Buch „Klopfen mit Kindern" die Hypothese auf, dass der Erfolg des Klopfens nicht abhängig davon ist, dass man es selbst ausführen muss.

Ich kann auch bestätigen, es funktioniert!

Versuche es selbst:
Acht Punkte zur Entspannung

Klopfe mit ein oder zwei Fingerspitzen nacheinander die Akupressurpunkte bzw. -felder. Nutze dabei die Punkte, die für dich am besten zu erreichen sind. Die unten beschriebene Abfolge muss nicht strikt eingehalten werden.

Jeder Punkt wird bis zu 15 Mal beklopft. Die Frequenz des Klopfens ist von mittleren Intensität und Takt.

1.) Positioniere dein Tier neben dich.
2.) Jede Klopfrunde beginnt oben auf der Schädelplatte.
3.) Es folgen die Punkte 2-8.
4.) Danach gehst du mit der flachen Hand auf den Ausgangspunkt (Punkt 1 auf der Schädelplatte) und streichst mit sanften Druck über die Wirbelsäule bis zum Schwanz. Hier verweilt deine Hand etwa 30 Sekunden.
5.) Die Klopfrunde kannst du bis zu 10 Mal wiederholen.
6.) Lasse dein Tier danach tief schlafen. Im Schlaf werden die neuen Eindrücke verarbeitet.

Positive Reaktionen auf die Klopfakupunktur:
Gähnen
Schmatzen
Tiefes ein- und ausatmen
Augen schließen
Entspannter Muskeltonus
Schläfrigkeit

Wie auch bei den ätherischen Ölen, wende keinen Zwang an!

Die Technik der Klopfakupunktur wurde vom Menschen auf das Tier übertragen. Das bedeutet, dass auch du vom Klopfen profitieren kannst. Teste es doch einmal aus. Wie fühlst du dich dabei? Spürst du danach eine Veränderung in deiner Gefühlswelt?

1 – Mitte der Schädeldecke (bei Schlafstörungen, Nervosität und innerer Unruhe)
2 – unterhalb der Stirn, oberhalb der Augen (bei Ängsten und Stress)
3/4 – unter dem rechten und linken Auge (für innere Einkehr und emotionale Öffnung)
5 – kurz vor der Nase (zur Beruhigung und körperlichen Balance)
6 – auf dem Kinn (zur Beruhigung und körperlichen Balance)
7 – auf der Brust (steigert Selbstwert)
8 – auf dem Herzen (auf Neues einlassen)
9 – an der Schwanzwurzel (innere Ankunft und Entspannung)

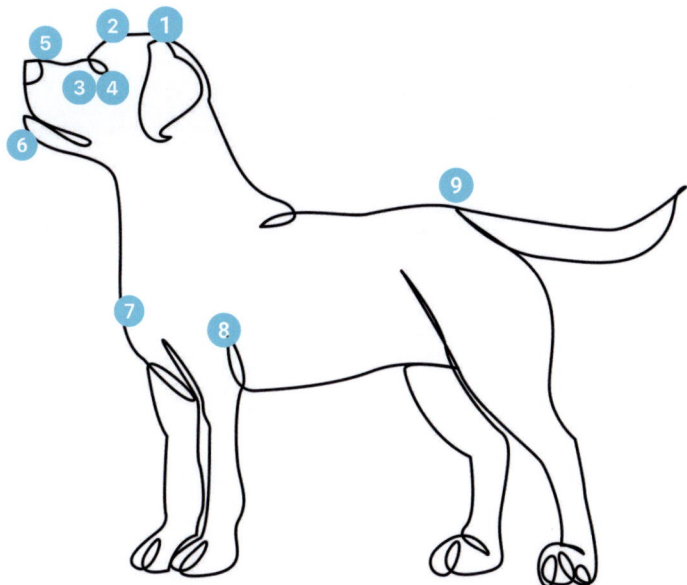

30. November - Pausentag

Das war wieder viel Input die letzten Tage!

Es ist Zeit für einen Pausetag, oder?

Sicherlich hast du zustimmend mit dem Kopf genickt. Am letzten Tag im November ist jedoch der perfekte Zeitpunkt zum Reflektieren und wiederholen. Erinnere dich an die Trampelpfade im Gehirn, die zu Autobahnen werden.

Was hast du alles die vergangene Woche über dich und dein Tier gelernt? Welche neuen Erkenntnisse haben dich überrascht?

Wie waren die drei Säulen der Mensch-Tier-Bindung noch einmal? Kannst du bereits Veränderungen beobachten?

Wie integrierst du die bereits vorgestellten Entspannungstechniken in euren Alltag? Denkst du an die Duftkonditionierung?

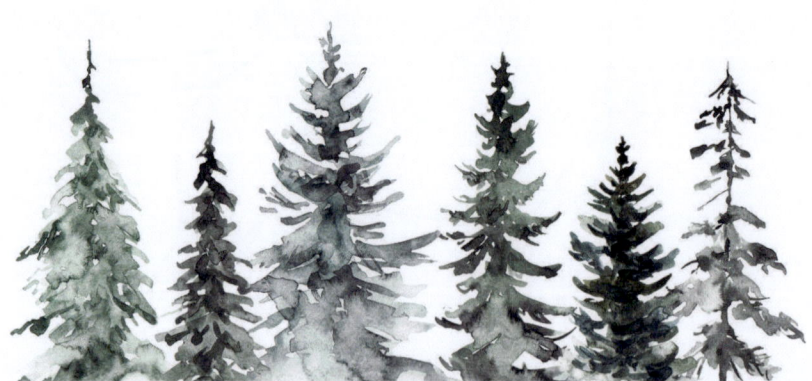

1. Dezember – Adventszeit ist Schmackiezeit

Liebes Lesewesen,

die Adventszeit hat endlich begonnen. Frauchen dreht die Weihnachtsmusik auf. Im Diffusor sind weihnachtliche ätherische Öle und überall duftet es danach. Bald werden Plätzchen gebacken. Oh, wie ich mich freue!

Wir Tiere verbindet vieles mit euch Menschen, auch die Vorliebe für Kulinarisches. Geschmäcker sind natürlich verschieden und ändern sich auch im Laufe unseres Lebens. Neue Leibspeisen werden entdeckt und einige Leckereien öde. Herrchen hatte mal einen ganzen LKW mit Fischdosen für die Katzen gekauft. Jedoch war eine schlecht und die anderen Dosen wurden nicht mehr angerührt. Verständlich, oder?

Überprüfe regelmäßig, wie sich die kulinarischen Vorlieben deiner Fellnase ändert. Lege dafür am besten eine Hitliste der liebsten Schmeckies an. Zu Beginn der Zeit bei Frauchen waren Entenbruststreifen meine Nummer eins, aktuell steht Käse jedoch hoch im Kurs. Zum Glück ist sie immer auf dem neusten Stand, was meine Vorlieben angeht.

Der Snack-Test:
Stelle eine Auswahl an Schmackies zusammen. Präsentiere kleine Testportionen auf einem Tablett oder Backblech. Jede Portion sollte in einer Schale oder einem Napf liegen, damit nichts miteinander vermengt wird.
Bereite das Buffet vor, um alles gleichzeitig deinem Tier präsentieren zu können. Es wird zuerst die Leckerchen wählen, die ihm am attraktivsten erscheinen. Notiere dir die Reihenfolge, in der das Sortiment geschlemmt wird.
Wiederhole den Vorgang, damit das Ergebnis nicht zufällig war.

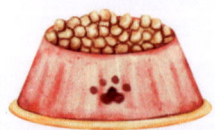

<u>Mehrtierhaushalte:</u> Teste mit jedem Tier einzeln, damit keine Konflikte entstehen und jeder in Ruhe wählen kann.

Notire hier die Hitliste:

Teste auch in verschiedenen Situationen, weil Dinge orts- und situationsbezogen bewertet werden. Ich würde nie einen Kauartikel außerhalb von daheim annehmen. Egal, wie sehr ich ihn liebe, aber draußen sind zu viele Ablenkungen. Ich möchte in aller Ruhe mein Kauschmackie genießen können. Beim Training ist Käse das Beste! Schön weich zum schnellen abschlucken, aber intensiv genug, dass ich auch etwas schmecke.

2. Dezember – Weihnachtsbäckerei

Endlich geht es ans Backen!

Bei uns ist es Tradition und diese möchte ich mit dir teilen. Frauchen backt nicht nur für sich, sondern auch für uns Vierbeiner. Sie benutzt extra Rezepte, die uns allen schmecken.

Einfache Dinkelplätzchen
250 g Dinkelmehl
3 Eier
100 g geriebenen Hartkäse z.B. Parmesan

Käse-Kekse
180 g Weizenmehl
175 g geriebenen Käse (Gouda, Cheddar)
75 g gehobelter Parmesan
60 g Naturjoghurt
60 g Maisgrieß

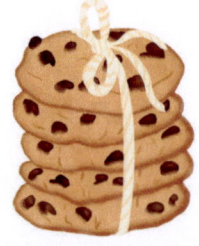

Alle Zutaten zu einem glatten Teig zusammenrühren. Wasser hinzugeben, bis der Teig eine dickflüssige Konsistenz hat. Auf einem Backblech ausstreichen oder in eine Backmatte für Leckerli füllen. Durch die Backmatte kannst du dir das spätere Zerteilen in Quadrate sparen.
Zehn bis fünfzehn Minuten bei 200 °C (Umluft 180 °C) backen. Dann die Temperatur runter auf 100 °C und die Leckerchen gut durchtrocknen. Um die Luft aus dem Ofen zu lassen, klemme einen Kochlöffel in die Ofentür.
Habe immer ein Auge auf deine Fellnase und den Ofen, damit keine Unfälle passieren. Nicht, dass ein Schleckermaul versucht, an die Kekse zu gelangen, und sich verbrennt.

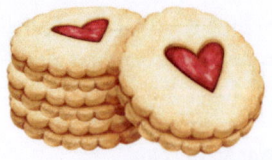

Während der Ofen schön wärmt und die Wohnung mit dem leckeren Duft füllt, überlege dir, welche Eigenschaften dein Tier besonders liebenswert macht. Sicherlich fallen dir einige ein!

Anmerkung: Wie ungern ich das jetzt mache, aber wie Natsu bereits, muss ich zitieren: „Damit dein Tier nicht aus der Form gerät, ziehe die Futterbelohnungen und -beschäftigungen von der Tagesration ab."

3. Dezember - Belohnungen

Hast du die Kekse von gestern schon probiert? Schmecken sie dir und deinem Vierbeiner?

Schmackies zählen als Belohnung. Ein Thema, was bei euch Menschen immer wieder heiß diskutiert wird. Warum verstehe ich überhaupt nicht, aber ich gebe jetzt gerne meinen Senf dazu. Oder war es Ketchup?

Meine gute Freundin Nala hat den absoluten Jackpot. Ihr Frauchen Yvonne liebt Belohnungen und ihre Taschen sind immer gefüllt mit Leckerchen, jeglicher Art. Das Auto ist voller Leckereien und ein Schmackie auf vier Rädern. Nalas Herrchen dagegen möchte nicht als Futterautomat herhalten und lehnt Futterbelohnungen strikt ab. Eine absolute Frechheit kann ich dir nur sagen! Trotzdem mag ich seine ruhige Art irgendwie.

Jetzt aber mal Pfote aufs Herz! Ob euer Verhalten für uns positiv, negativ oder bedeutungslos ist, hängt immer noch von unserer Bewertung im Bezug auf das jeweilige Bedürfnis ab.

Was meine ich damit?
Sammy, ein Kollege aus der Hundeschule, passt sich immer dem langsamen Tempo seines Frauchens an. Das fällt ihm unglaublich schwer, sogar mir, wenn ich ihm dabei nur zuschauen muss. Wenn er dann auf dem Hundeplatz von der Leine gelassen wird, ist dies die schönste Belohnung für ihn. Für mich dagegen wäre dies bedeutungslos, weil ich auch ohne Leine immer in Frauchens Schatten bin.

Eine Belohnung beschreibt also nicht die Tat (das Ableinen) an sich, sondern die positive Wirkung (eigenes Tempo bestimmen), die diese Tat hat.

Kannst du verstehen, was ich meine?

Ein weiteres Beispiel für dich.

Nala war mit Yvonne beim Pferd auf der Koppel und roch schon seit dem Aussteigen aus dem Auto die Feldmäuse. Trotzdem blieb sie in der Nähe ihres Frauchens und buddelte keine Löcher. Doch als eine Maus an ihr vorbei huschte, brauchte sie alle Willenskraft auf die Stimme von Yvonne zu hören. Sie ließ die Maus ziehen und blieb, dafür erhielt sie eine große Ladung Schmakies. Doch Nala war enttäuscht und ignorierte die Kekse. Sie wollte jagen und die Leckereien aus der Hand erfüllten dieses Bedürfnis nicht. Hätte Yvonne die Schmakies geworfen und Nala hätte sie suchen müssen, wäre es etwas anderes gewesen.

Eine Belohnung ist es nur, wenn sich deine Fellnase auch belohnt fühlt. In Nalas Fall wäre es ein Spielzeug gewesen, das ihren Jagdwunsch erfüllt hätte.

Anmerkung: Natürlich können nicht immer alle Wünsche unserer Vierbeiner erfüllt werden, aber wir sollten versuchen, eine passende Ersatzbelohnung zu finden.

4. Dezember - Tierische Freuden

Gestern ging es um Bedürfnisse und die passenden Belohnungen. Vielleicht hast du dir schon Gedanken gemacht, welche Wünsche deine Fellnase hat und mit was du ihr, abgesehen von Futter eine Freude machen kannst.

Jedes Tier ist anders! Es gibt hier eine ganze Liste von unterschiedlichen Möglichkeiten. Diese sind zusätzlich situations- und ortsbezogen. Du merkst, einfach mache ich es dir heute nicht.

Positive Belohnung in Form von

- Futter (war ja klar!)
- Jagd-, Fang- oder Suchspiele
- Aufmerksamkeiten wie Streicheleinheiten
- Lob (stimmliche Belohnung)
- Ruhepausen
- usw.

Überlege in eurem Alltag, welche Bedürfnisse dein Hund oder deine Katze gerade hat und mit was du sie belohnen könntest.

Frauchen lobt mich im Hundetraining oft mit einer Streicheleinheit. Diese kann ich in der Trainingssituation aber nicht annehmen. Ich fühle mich dadurch nicht belohnt, sondern in meiner Konzentration gestört. Was könnte sie stattdessen machen?

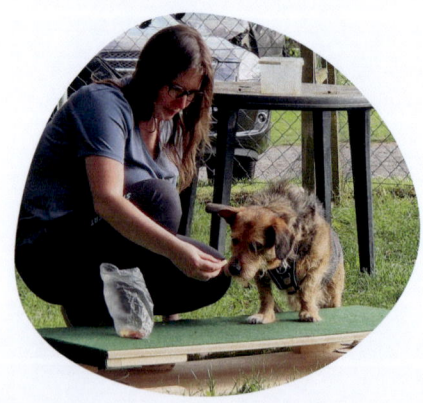

5. Dezember - Minimalismus

Die letzten Tage drehte sich alles um Belohnungen.

Ihr Menschen belohnt euch gerne mit dem Kaufen von Gegenständen. Nicht nur für euch, sondern auch für eure geliebten Vierbeiner. Die Heimtierindustrie weiß dies sehr zu schätzen. Für alle Rassen, Jahreszeiten, Aktivitäten und Anlässe gibt es Leinen, Halsbänder, Decken, Mäntel, Spielzeug und vieles mehr. Ständig kommt eine neue Kollektion mit noch mehr Farbmustern auf den Markt. Kisten und Schubladen platzen aus allen Nähten und überall liegt Spielzeug rum.

Doch wie viel davon wird überhaupt benutzt?
Gibt es Lieblingsspielzeug und welches wird ignoriert? Wie bei den Schmackies kannst du auch einen Spielzeug-Test machen. Schaue dir dazu gerne noch einmal den ersten Dezember an.

Wir Tiere fühlen uns durch die Geschenke als Geste der Liebe und Zuneigung geschmeichelt, aber gemeinsame Zeit und Erlebnisse mit unserem Menschen sind am wichtigsten. Ohne zu zögern, würden Natsu und ich die Kisten an Sachen für mehr Zeit mit Frauchen eintauschen.

Erinnerungen sind mehr wert, als jegliche ersetzbaren Gegenstände.

<u>Ausmisten, die Minimalismus-Übung:</u>

Brauchst du wirklich zehn Leinen für deinen Hund? Sind die drei durchgewetzten Mäntel noch nötig? Wann hat deine Katze das letzte Mal mit den zwanzig kleinen Bällchen gespielt?

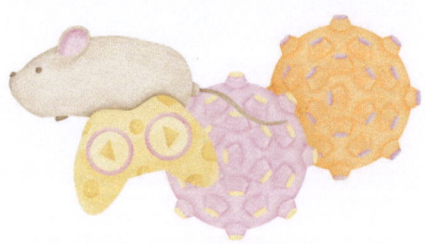

Sammle heute alle Tiersachen zusammen und miste aus. Lege alles auf einen Haufen und schaue dir jedes Stück einzeln an. Was benötigt ihr und was nicht? Was ist kaputt oder passt nicht mehr?

- Neue, vielleicht sogar noch verpackte Gegenstände kannst du dem nächsten Tierheim oder Tierschutzorganisation spenden.
- Verkaufe oder verschenke noch gut erhaltene Dinge. Erinnerungstücke hebe dir gerne auf.
- Manchmal muss man sich nicht trennen, wenn eine schöne Erinnerung mit einem Gegenstand verbunden ist.

Falls dir diese Übung schwerfällt, dann packe die Sachen in unterschiedliche Kisten und trenne dich später erst. Wenn du dir die Kartons an Ostern wieder anschaust, dann ist der Inhalt bestimmt schon in Vergessenheit geraten.

6. Dezember – Nikolausspaziergang

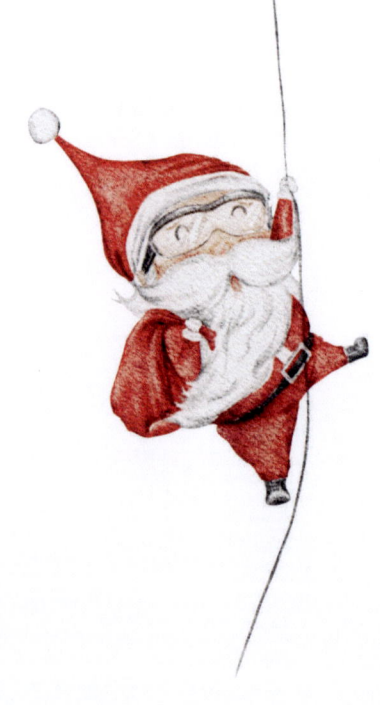

Liebes Lesewesen,

heute haben wir uns eine Auszeit verdient! Es ist Nikolaus. Hast du schon in deine Stiefel geschaut? Natsu hat Frauchen eine Maus rein gelegt, als Geschenk versteht sich.
Ich verstehe den Sinn von Nikolaus und diesen Stiefeln nicht ganz, aber das ist auch nicht wichtig. Hauptsache Frauchen macht heute einen Spaziergang nur mit mir. Ohne Smartphone, ohne Herrchen oder andere Ablenkungen.

Unternehme mit deinem Hund auch einen Spaziergang ohne jegliche Ablenkung. Achtsam und verbunden! Wie geht ihr den gemeinsamen Weg? Nehmt ihr zwischenzeitlich Kontakt zueinander auf oder lauft ihr nur nebeneinander her?

Drehen sich die Ohren deines Tieres zu dir oder schenkt er dir einen kurzen Schulterblick? Bleibt er vielleicht sogar stehen und wartet auf dich?
Oft nehmt ihr Menschen im stressigen Alltag die kleinen Kontaktaufnahmen von uns überhaupt nicht mehr wahr. Dabei schenken wir euch öfters einen Blick, als ihr denkt!

Diese freiwillige Aufmerksamkeit solltest du unbedingt fördern. Sie ist Grundlage eurer Mensch-Tier-Bindung. Lobe dein Tier dafür und gebe ihm auch Beachtung zum Beispiel durch Streicheleinheiten oder liebe Worte. Nur wenn beide Seiten Aufmerksamkeit schenken, fördert es die Verbundenheit. Sonst endet es in einer Einbahnstraße und wird durch spannenderes ersetzt.

Natsu , der seit heute morgen eine komische Mütze trägt, hat sich beschwert, dass die meisten Katzen schwer auf einen Spaziergang gehen können. Gemeinsame Zeit schenken, ist ebenfalls eine Form der Aufmerksamkeit. Du kannst mit deiner Samtpfote spielen, tricksen oder sie einfach nur schmusen. Sie wird es dir, durch schnurren, um die Beine streichen und Köpfchen geben, danken.

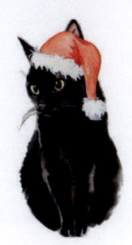

7. Dezember – Sternschnuppentage

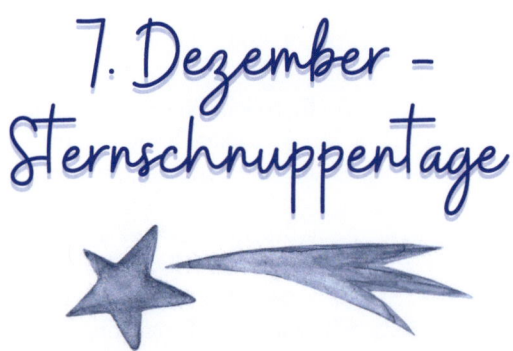

Was würde dein Tier sich wünschen, das mit Geld nicht zu kaufen ist?

Die Frage liest sich einfacher, als deren Beantwortung ist. Sofort denkt ihr Zweibeiner an die großen Dinge im Leben, aber Wünsche können auch klein sein und trotzdem eine enorme Bedeutung haben.

Natsus Sternschnuppenwunsch ist, dass er ganz viel Zeit mit Frauchen hat und immer unter ihrer Decke schlafen kann, wenn er nicht draußen die Gegend unsicher macht.

Ich möchte nach zehn Jahren im Zwinger jede Minute meines Lebens auskosten und so viele Abenteuer mit Frauchen wie möglich erleben. Nächsten Sommer will ich mit an den See und mal dieses Stand-Up paddeln ausprobieren, von dem Nala immer so schwärmt.

Schreibe auf, welche Sternschnuppenwünsche dein Tier haben könnte. Sei kreativ und denke nicht nur im Großen.

8. Dezember - Jahresreflexion

Liebes Lesewesen,

heute beginnen die sogenannten Sperrnächte. Es sind die dunkelsten und längsten des Jahres. Es ist Zeit für Reflexion und Dankbarkeit. Lass das Jahr an dir vorüberziehen und feiere all die Dinge, die du und dein Tier geschafft habt. Für was bist du besonders dankbar? Sieh aber auch dahin, wo etwas vielleicht nicht so gut gelaufen ist und was du daraus lernen kannst. Was möchtest du gehen lassen und nächstes Mal anders machen?

Notiere dir mindestens 12 Punkte (für jeden Monat einen), worauf du stolz oder wofür du dankbar bist. Lasse dir dabei bis zum 20. Dezember Zeit und hetze dich nicht. Es ist wichtig, dass du große wie kleine Dinge in deiner Reflexion beleuchtest und ins Fühlen kommst.

Das mit dem Fühlen habt ihr Zweibeiner etwas verlernt. Ich sehe es als meine Aufgabe, dich daran zu erinnern wieder auf deine Emotionen zu achten. Genau, wie ich das bei Frauchen mache!

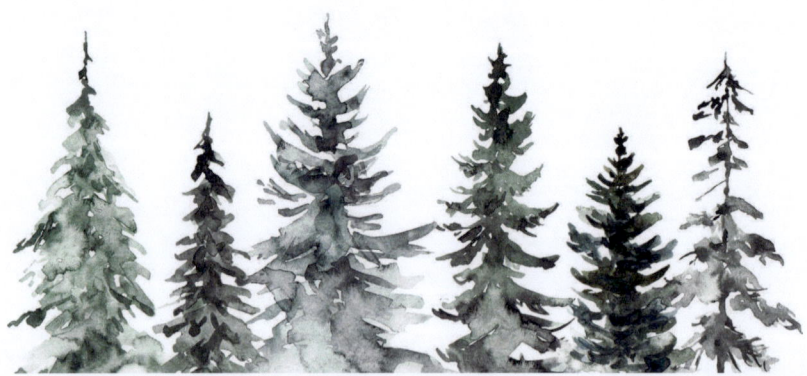

Notiere dir hier deine Liste mit mindestens 12 Punkten:

9. Dezember – Entspannung übers Ohr

Liebe mitreisende Person,

wir steigen wieder in das Thema Entspannung ein. Ich bin noch lange nicht damit fertig!

Die ätherischen Öle wirken über den Geruchssinn auf das limbische System im Gehirn. Das hast du Anfang November gelernt. Es ist so, dass auch unser Gehör mit dem Zentrum für Erinnerungen und Emotionen verknüpft ist. Geräusche können somit ebenfalls auf Entspannung konditioniert werden.

Frauchen nutzt dafür:

- Entspannungsmusik (Klassik, Meditationsmusik)
- Vorlesen (Entspannungsstimme)
- Signalwort („Pause", „Ruhe", usw.)
- Schlummer-Kuscheltier oder Kuschelspielzeug

Die Vorlesestimme hast du dank dieser Winterreise jeden Tag angewendet und ohne es aktiv zu wissen konditioniert. Auch die Entspannungsmusik hast du regelmäßig bei den Meditationen oder Entspannungsmassagen verwendet.

Du könntest das „Pause"-Signal zusätzlich etablieren, damit dein Tier weiß, wann es Zeit für die Entspannung ist. Dabei suchst du dir ein für euch passendes Markerwort aus und sagst es immer mit langsamer und ruhiger Stimme.

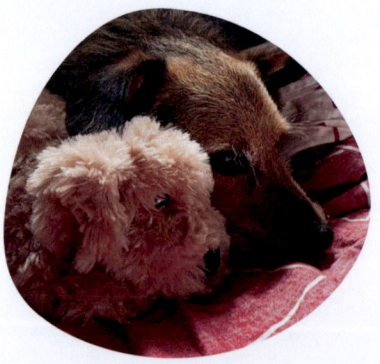

Ein Schlummer-Kuscheltier (z.B. Kuschelotter) wurde für Menschen-Babys entwickelt und von der Heimtierindustrie als Kuschelspielzeug mit Herzfrequenz umgesetzt. Diese Kuscheltiere imitieren die Herz- und/oder Atemfrequenz und sorgen damit für mehr Ruhe. Achte darauf, dass dein Tier das Spielzeug nicht zerstören möchte, da es Batterien enthält und es sonst zu Verletzungen führen kann. Einige besitzen auch Timer, damit die Akkus sich nicht all zu schnell entladen. Es ist Geschmackssache, für welches sich entschieden wird.

Studien haben ergeben, dass die unterschiedlichen Musikrichtungen verschiedene Auswirkungen auf den Organismus haben. Klassik und Meditationsmusik sorgt für Entspannung. Was meinst du, bewirkt Techno oder Heavy Metal?

Welche Musik hörst du im Alltag am liebsten? Mit welcher Lautstärke schallt sie aus den Boxen?

10. Dezember – Berührungsmassage

Die **Tellington TTouch® Methode** beruht auf ein Berührungssystem aus unterschiedlichen Druckstärken und Berührungsdauer kombiniert mit verschiedenen Handhaltungen. Die sogenannten TTouches haben in ihrer Namensgebung immer einen Tierbezug. Durch die speziellen Bewegungen werden Zellfunktionen und Selbstheilungskräfte des Körpers aktiviert, aber auch Ruhe, Vertrauen und Selbstbewusstsein vermittelt.

Entwickelt wurde die Methodik von der anerkannten Tierexpertin Linda Tellington-Jones. Heute gibt es weltweit zertifizierte Zweibeiner für diese Technik.

Frauchen nutzt einzelne TTouches zur Beruhigung. Es können aber auch ganze Massageeinheiten mit den über 30 verschiedenen speziellen Handhaltungen und Bewegungen ausgeführt werden.

Die ausgeführte Kreisbewegung ist immer ein 1¼ Kreis. Begonnen wird auf 6 Uhr und es wird einmal komplett rum bis 9 Uhr gekreist. Zwischen den einzelnen Kreisen gleitet man über den Körper zur nächsten TTouch-Stelle. Mit diesem System wandert man den Tierkörper ab.

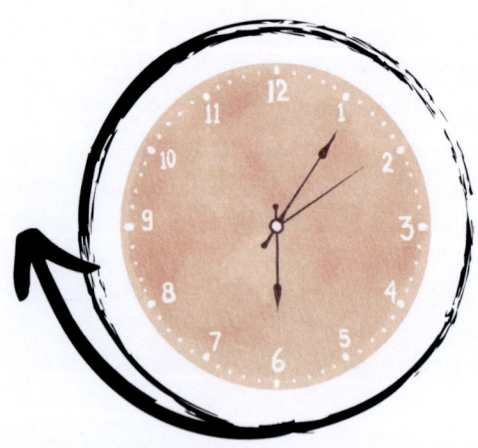

Versuche es mal!

Zeichne die Kreise im ersten Durchgang mit der Handfläche und im zweiten mit dem vorderen Teil der Finger.
Die Druckintensität ist, dass du die Haut leicht verschiebst. Der Druck wird beim Gleiten zur nächsten Kreisstelle minimiert. Beginne am Kopf und wandere über Hals, Rücken und Rumpf bis zum Schwanz.

Die Berührungen fördert die Aufmerksamkeit und Konzentration. Zusätzlich vermittelt er Ruhe, Vertrauen und Selbstbewusstsein.

Du kannst mit der Methode auch eine **Ohrenmassage** machen. Nehme die Ohrenspitzen deines Tieres sanft zwischen Daumen und Zeigefinger. Zeichne mit dem Daumen kleine 1¼ Kreise. Wandere dabei die Außenseiten der Ohren ab.

Achtung: Nicht jedes Tier mag es an den Ohren berührt zu werden. Gehe vorsichtig vor und trainiere langsam diese Form der Massage.

11. Dezember - Körperbänder

Es geht mit Wissen weiter, welches wir Tierexpertin Linda Tellington-Jones verdanken. **Körperbänder** sind ein wesentlicher Bestandteil der Tellington TTouch® Methode und ergänzen die Körperarbeit. Sie wirken auf eine sanfte, nicht invasive und nicht restriktive Weise.

Der Körper von Mensch und Tier empfängt Informationen nicht nur durch die fünf Sinne wie Sehen, Gehör, Geruch, Geschmack und Tasten. Die Wahrnehmung des Körpers im Raum versorgt die Körperteile mit Informationen. Zusammen mit dem Tastsinn werden diese empfangenen Signale über die Nerven zum Rückenmark und zum Gehirn weitergeleitet. Die verarbeiteten Informationen werden zurück an die Muskulatur gesendet, um die Körperstellung und die Motorik zu kontrollieren. Dieser ständige beidseitige Austausch erlaubt es, koordinierte Bewegungen und komplexe Aufgaben des Körpers zu erfüllen.

Angst und Panik minimieren das Gefühl für den Körper. Ein überreiztes Nervensystem führt zu einem Überschuss an Informationen im Gehirn, die nicht mehr ausreichend verarbeitet werden können.
Körperbänder intensivieren die Signale des Körpers und reduzieren gleichzeitig durch den Druck die Überreizung des Nervensystems.

Und so geht's:

1. Lege die Mitte der Bandage um die Brust deines Tieres
2. Überkreuze die Enden über dem Rücken und unter dem Bauch
3. Führe die Bandagenenden über dem Rücken zusammen und verbindest sie neben der Wirbelsäule mit einem Knoten

Wenn du dich nicht traust, ein Körperband zu verwenden, dann kannst du im Fachhandel ein **Thundershirt** kaufen, um das Nervensystem deines Tieres bei Angst und Panik zu stabilisieren.

12. Dezember – Lesestunde

Wir haben uns heute alle eine Pause verdient.

Schnappe dir ein schönes Buch aus dem Bücherregal. Verteile das Silvesterspray im Raum. Kuschel dich mit einer weichen Decke und deinem Tier auf das Sofa.
Die Entspannungsstimme kommt heute zum Einsatz. Vorlesen ist etwas aus der Mode gekommen, ich weiß! Außer es gibt kleine Zweibeiner bei dir. Dann bist du sicherlich ein Profi. So oder so, heute hat dein Tier die Ehre einer eigenen Lesestunde.

Wichtig ist, dass du immer mit leiser und ruhiger Stimme vorliest. Verändere aber aber deine Stimmfarbe, damit es nicht zu monoton wird. Denke daran, deinem Tier ist es egal, ob du ihm ein Fachbuch oder Krimi vorliest. Die gemeinsame Zeit ist das, was zählt.

Frauchen liest uns immer aus ihren Fachbüchern vor. Deshalb kann ich dir auch so viel Wissenschaftliches erzählen. Romane hört sie lieber als Hörbücher und schläft dabei meistens ein.

Welche Bücher hast du dieses Jahr schon gelesen?

Welche stehen noch auf deiner Wunschliste?

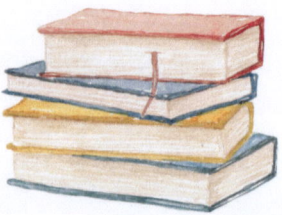

13. Dezember – Geräuschangst

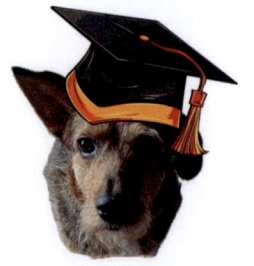

Es wird gruselig!

Da Silvester immer näher rückt, geht es heute um Angst. Zur Sicherheit trage ich lieber Frauchen Doktorhut. Muss fachhündisch aussehen, damit hier auch alles Hand und Pfote hat.

„Angst ist ein Grundgefühl, das sich in als bedrohlich empfundenen Situationen als Besorgnis und unlustbetonte Erregung äußert. Auslöser können dabei erwartete oder unerwartete Bedrohungen, etwa der körperlichen Unversehrtheit, der Selbstachtung oder des Selbstbildes sein."

„Die Geräuschangst ist die Angst vor lauten, dröhnenden, zischenden und plötzlichen Geräuschen. Am häufigsten sind Feuerwerke der Auslöser, gefolgt von Donner und Schüssen."

Evolutionstechnisch gesehen ist die Angst ein Schutzmechanismus, der das Überleben sichert. Sie ist angeboren und überlebenswichtig. Nur leider laufen Ängste und die daraus resultierende Panik heutzutage immer mehr aus dem Ruder. Das Gefühl der Angst ist abhängig von der Persönlichkeit und verändert sich im Laufe der Lebensphasen. Es handelt sich also um Lernprozesse.

Das ist doch gut, weil dann kann Angst auch wieder verlernt werden. Oder? Ja und nein. Das Level, ab wann sich ein Tier oder Mensch fürchtet, ist angeboren. Außerdem ist es ab einem bestimmten Grad der Prägung fast unmöglich die Angst wieder abzulegen. Deshalb gilt auch:

Prävention statt Konfrontation!

Konfrontation führt oder verschlimmert die Geräuschangst. Bindung dagegen schafft Sicherheit. Konditionierte Entspannung senkt das Stresslevel und damit auch die Angst.

Da Angstauslöser wie Schmerzen oder Hormondisbalancen die Angst verstärken, müssen diese geprüft und im Notfall beseitigt werden. Kontaktire dafür gerne den Haustierarzt deiner Wahl. Bei stark ausgeprägten Geräuschängsten helfen Anxiolytika (spezielle Medikamente) oder darauf spezialisierte Verhaltenstierärzte.

Was führt zur Geräuschangst bzw. was verschlimmert sie?

- Schutz vor Alltagsgeräuschen
- schreckhafte und panische Bezugspersonen
- geräuscharme Prägephase
- schlechte Erfahrungen mit lauten Geräuschen
- Geräuschstrafe im Training
- Genetik und Prägung
- Zwang
- Ignoration von kleinen Ängsten
- fehlendes Sicherheitsgefühl

Notiere die Ängste von dir und deinem Tier. Gibt es Übereinstimmungen?

14. Dezember - Notfallplan

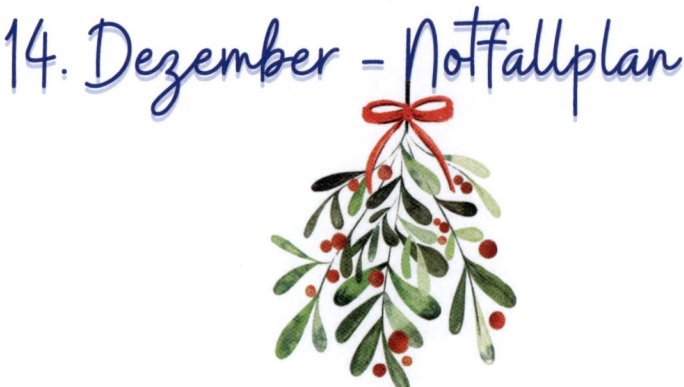

Als Kontrolletti hat Frauchen für alles einen Notfallplan. Er bietet ihr Sicherheit.

Nutze den heutigen Tag, um einen eigenen Plan für den Notfall anzulegen. Suche dir dafür eine bestimmte Angstsituation aus. Fühle dich in das Szenario hinein.

Beschreibe dein gewähltes Angstszenario.

Was wäre das absolut Schlimmste, was passieren kann?

Wie könntest du reagieren, um die Situation zu entschärfen?

Welche Methodiken hast du kennengelernt, um es nicht zu der Situation kommen zu lassen?

15. Dezember – Körpersprache

Liebes Lesewesen,

95% der Emotionen laufen unbewusst ab, aber der Körper vermittelt die ganze Zeit durch die Körpersprache Informationen.

Jedes Körperteil sendet Botschaften nach außen. Du musst nur genau hinschauen!

Die Kunst besteht darin, die vielen Signale zu lesen, im Gesamtzusammenhang zu sehen und zu verstehen. Das Wedeln der Rute bei mir zeigt nicht immer, dass ich mich freue. Es bedeutet eigentlich nur Aufregung. Diese kann auch durch Angst und Sorge hervorgerufen werden.
Du siehst, wie schnell Missverständnisse aufkommen können. Ihr Zweibeiner habt ja schon Probleme, euch untereinander zu verstehen. Oft führen die vielschichtigen Botschaften und Bedürfnisse zu Konflikten, weil ihr sie nicht richtig versteht oder entschlüsseln könnt.

Hotspots bei Hund und Katze

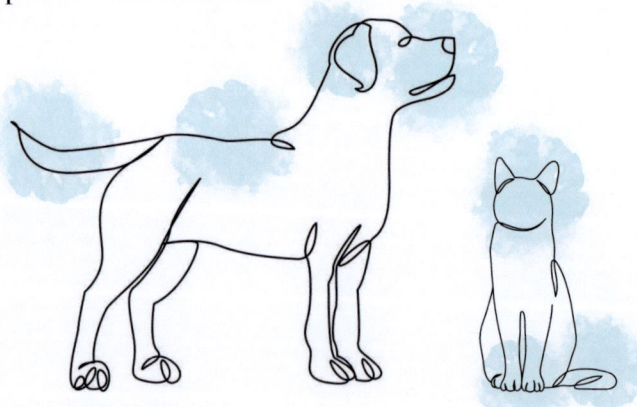

Ein Tipp für den Einstieg:
Lege den Fokus zu Beginn nur auf ein Körperteil. Beschränke dich auf das Beobachten und interpretiere nicht. Was siehst du? Schule deinen Blick für die einzelnen Möglichkeiten der Signale. Je sicherer du wirst, desto mehr Facetten fallen dir in den Blick.

Notiere über den Tag hinweg, welche Bewegungsmuster du bei dem ausgewählten Körperbereich siehst. Denke daran, dass du wirklich nur beschreibst und nicht bewertest.

16. Dezember – Beschwichtigung

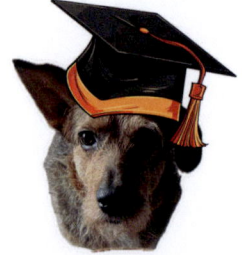

„Beschwichtigungssignale sind körpersprachliche Signale. Es wird angenommen, dass diese während sozialer Interaktionen zur Kommunikation mit anderen Artgenossen, aber auch in der Interaktion mit Menschen genutzt werden, um freundliche Gesinntheit zu signalisieren, in angespannten Situation zu deeskalieren und aggressivem Verhalten vorzubeugen."

Beschwichtigungssignale beim Hund

- Blick abwenden
- Kopf senken
- Blinzeln
- Körper abwenden
- Schlecken über Lippen und Nase
- Grundloses Schnüffeln am Boden
- Pfote heben
- Gähnen
- Vorderkörper tiefstellen
- Körper und Rute senken
- Ohren zurücklegen

Auch Katzen verwenden zur Deeskalation von Situationen einige dieser Signale. Trotzdem ist es mir am Anfang etwas schwergefallen kätzisch zu verstehen. In meinem alten Leben sind mir zum Glück schon Katzen begegnet und ich war nicht ganz hilflos. Aber in ein Haushalt mit fünf Samtpfoten zu ziehen, war eine Herausforderung.

Hast du schon einmal versucht, mit deinem Tier mittels seiner Körpersprache zu kommunizieren? In hündisch oder auf kätzisch?

Wenn dein Hund sich über die Lippen und Nase leckt, dann erwidere dieses Signal. Mit dieser Beschwichtigung zeigst du, dass du nichts böses willst. Achte genau auf die Reaktion deines Tieres. Ich war etwas geschockt, als Frauchen das erste Mal hündisch antwortete.

Führe deine Beobachtungen fort. Notiere dir, wann dein Tier welches Beschwichtigungssignal verwendet.

17. Dezember - Tierisch Knigge

Der Ausflug im Schnee

Es hatte das erste Mal in meinem neuen Zuhause geschneit. Frauchen war mit mir im Garten und ich untersuchte dieses faszinierende Weiss. Als ich ihre Stimme hörte, lief ich auf sie zu, schlug aber kurz vor ihr einen großen Bogen und blieb mit etwas Abstand stehen.

War ich frech und unhöflich, weil ich nicht zu ihr gekommen bin?
Irgendwie war Frauchen auch etwas von meinem Verhalten enttäuscht, was ich komisch fand.

Unter uns Hunden gehört es zum guten Ton, sich nicht frontal zu nähern. Direktes aufeinander Zugehen ist unhöflich. Wir empfinden es sogar als aufdringlich und bedrohlich. Nach dem tierischen Knigge macht man beim Näherkommen einen kleinen Bogen. Frontaler Angriff ist für Beute und Feinde gedacht.

Wenn dein Hund das nächste Mal auf dich zukommt, dann drehe dich leicht zur Seite, dann kann er sich den Bogen sparen. Es wirkt sogar einladend und macht es für deinen Hund leichter, sich freudig dir zu nähern.

Sich über uns zu beugen ist auch nicht gerade die feine hündische Art.
Obwohl wir Jäger sind, haben wir in der Natur genügend Feinde. Mach euer gemeinsames Leben leichter und gehe in die Hocke, um das Geschirr anzulegen, dein Hund abzutrocknen oder Ähnliches.

Übrigens geht es deiner Katze nicht anders!

Überlege mal für dich: Kommen dir die geschilderten Situationen bekannt vor? Wie hast du bis jetzt auf die Gesten reagiert?

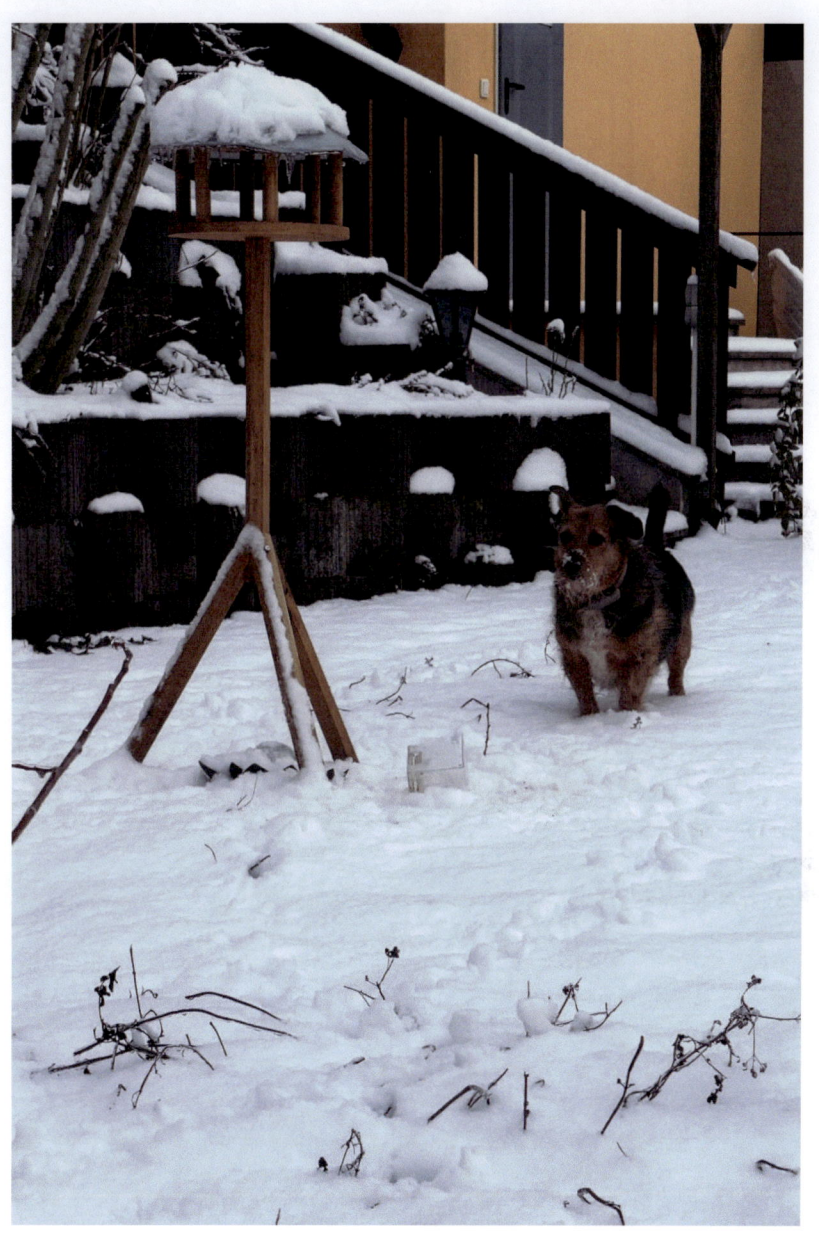

18. Dezember – lautlos kommunizieren

Kannst du ohne Worte mit deinem Tier kommunizieren?

Vielleicht denkst du jetzt, warum du das können solltest. Diese Frage ist durchaus berechtigt.

Frauchen hatte mal eine Halsentzündung, die so schlimm war, dass sie eine Woche keinen Ton sagen konnte. Irgendwie musste sie aber den Haushalt samt Katzen und Hund managen. Glücklicherweise hat sie nicht nur Sprachkommandos, sondern auch Handzeichen eingeführt. Die Katzen und ich wussten daher, was sie von uns wollte. Herrchen fand es übrigens unglaublich lustig, dass Frauchen ein ungewolltes Schweigegelübde hatte. Sie jedoch nicht. Verständlich finde ich!

Nicht nur Handzeichen, sondern auch Haltung, Ausrichtung und Anspannung des Körpers dienen als Kommunikationsmittel.

Versuche es heute doch mal aus, ob du mit deinem Tier ohne Worte kommunizieren kannst. Erinnere dich an die Super-Hero-Pose. Bei dieser Übung hast du bereits kennengelernt, wie viel die Körperhaltung ausmachen kann.

Bleibe bei deinen Handzeichen konsequent und ändere sie nicht ständig ab. Überlege dir vorher, welches Zeichen für welches Kommando stehen soll.

Platz für deine Überlegungen:

19. Dezember - Tierische Geschenke

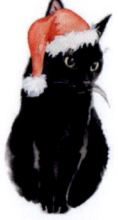 Hier Natsu, ich muss Picobert mal wider vertreten. Deshalb gibt es heute auch etwas Kreatives für dich.

Falls du noch auf der Suche nach einem Weihnachtsgeschenk bist, habe ich heute ein paar Ideen. Dein Tier kann dir sogar helfen ein perfekt tierisches Geschenk zu basteln.

Pfotenabdrücke

Mit lufttrocknendem Ton wie Keramiton oder Kermiplast kannst du Abdrücke der Pfoten deines Tieres herstellen. Gestaltest damit Weihnachtsbaumanhänger oder einen persönlichen passiver Diffusor für daheim. Das Material gibt die ätherischen Öle langsam in die Luft ab und sorgt für einen angenehmen Raumduft.

Drücke die Pfote in das Material, gestalte die gewünschte Form um den Abdruck und lasse es nach Verarbeitungsanleitung ausreichend austrocknen.

Pfotenabdruckkunst

Mit einer Leinwand und Farbe kannst du die schönsten Pfotenabdruckbilder gestalten. Ob ein Straus oder ein Baum mit blühenden Pfotenblumen, deiner Kreativität sind keine Grenzen gesetzt.

Achte darauf, dass dein Tier die Farbe nicht von den Pfoten leckt beim Malen. Wasche sie nach der Bastelstunde gut aus.

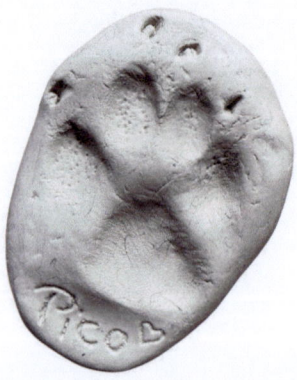

20. Dezember – schön machen fürs Fest

Lieber Tiermensch,

an den Festtagen macht sich jeder schick. Sicherlich möchtest auch du, dass deine Fellnase beim Familienfest gut ausschaut.

Die Pflege des Fells muss keine stressige Aktion darstellen, sondern kann in der Form einer Entspannungsmassage durchgeführt werden. Spannende Idee, oder?

Los gehts!

Bevor wir mit der Fellpflege beginnen, richte dir euren Entspannungsort gemütlich ein. Mache einen Diffusor an oder sprühe das Silvesterspray, starte Entspannungsmusik und dimme evtl. das Licht. Die Pflegeeinheit sollte ruhig und stressfrei ablaufen, daher lege dir alle Utensilien wie Bürste und Kamm bereit. Stelle oder setze dein Tier auf eine Unterlage. Achte auf eine bequeme Position für euch beide.
Starte mit sanftem Streicheln des Fells von Kopf zum Schwanz über den Rücken, um dein Tier einzustimmen. Führe nun euer persönliches Pflegeritual durch. Hier bist du die Fachperson für dein Tier. Zum Ende hin streichle wieder das Fell von Kopf zum Schwanz entlang, um die Fellpflege ruhig ausklingen zu lassen.

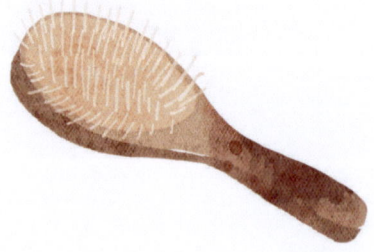

Kleine Felllehre:

Es gibt hier eine Reihe von Fellarten, die alle unterschiedliche Pflege bedürfen.

Das Fell besteht aus zwei Schichten. Eine aus Unterwolle (feine, wollige Haare) und eine aus Deckhaar (feste und oft etwas längere Haare).

Stockhaar ist aus zwei verschiedenen Schichten aufgebaut. Im Frühjahr stirbt die komplette Unterwolle ab, wodurch im Sommer das Fell deutlich dünner als im Winter ist. Im Herbst bildet sich wieder Unterwolle für den Winter. Die Deckhaare wechseln verteilt über das Jahr.

Glatthaar/Kurzhaar besteht hauptsächlich aus sehr kurzen und festen Deckhaaren. Unterwolle gibt es kaum oder gar nicht.

Bei **Langhaar**-Rassen wird mit wenig und viel Unterwolle unterschieden.

Hat das Tier viel Unterwolle, ist die Pflege am anspruchvollsten. Das Fell wechselt ständig das ganze Jahr über, daher gibt es immer wieder Knoten und Verfilzungen.

Bei **krausem/lockigem Haar** haben alle Haare die gleiche Länge. Es besteht hauptsächlich aus Unterwolle und wenig Deckhaar. Dieses Fell sollte regelmäßig abgeschoren oder geschnitten werden.

Rauhaar ist eine Fellart mit zwei Schichten. Im Unterschied zum Stockhaar wechseln die Deckhaare gleichzeitig, unabhängig von der Jahreszeit. Die losen, toten Haare fallen nicht selbst aus dem Fell, sondern müssen von Hand gezupft oder ausgebürstet werden.

Filzhaar besticht durch eine dicke und lange Unterwolle, wodurch es schnell verfilzt. Es bildet beim Trennen und Reißen Schnüren, die einige Zentimeter über der Haut anfangen.

Nackthunde oder Nacktkatzen haben fast **keine Haare**, sondern lediglich eine ganz leichte Behaarung auf dem Kopf, an den Beinen und der Rute. Das für die Nacktheit verantwortliche dominante Gen birgt aber auch ein tödliches Risiko.

Diese kleine Fellkunde dient nur dem Überblick. Keine Garantie auf Vollständigkeit, da es unglaublich viele Rassen und Mischlinge gibt.

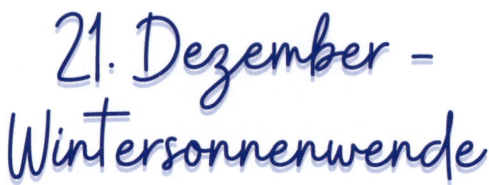

21. Dezember – Wintersonnenwende

Liebes Lesewesen,

heute ist die längste Nacht des Jahres. Ab jetzt werden die Tage heller und ein Neuanfang beginnt. Das Licht kehrt unbemerkt wieder zurück und bringt die Freude mit.

Mache heute einen Spaziergang mit deinem Hund und heiße die Sonne willkommen. Genieße die Sonnenstrahlen auf der Haut und spüre sie bewusst in deinem Gesicht.
Oder, setze dich mit deiner Katze ans Fenster, wenn sie nicht raus darf, und zeige ihr die Wärme der Sonne.

Sollte die Sonne heute nicht scheinen, dann zünde eine Kerze an und heiße das Licht auf diese Weise willkommen.

In den Sperrnächten hast du das vergangene Jahr reflektiert und all die Dinge gefeiert, die du und dein Tier erreicht habt. Schreibe dir nun 13. Wünsche für das nächste Jahr auf. Formuliere sie dabei immer so präzise wie möglich und in der Gegenwartsform. Wünsche sind positiv und nie negativ. Oder wünscht du dir etwas Schlechtes? Außerdem wünsche nur für dich und dein Tier, nicht für andere.

Notiere deine Wünsche einzeln auf Zetteln und falte diese einheitlich. Versuche, beim Schreiben schon zu fühlen, was du beim Erfüllen dieses Wunsches spüren möchtest. Bewahre sie in einem Glas oder Säckchen auf. Du kannst auch gerne das Ganze für dich und für dein Tier getrennt machen.

Das Verbrennen der Wünsche startet am 25.12. und endet am 06.01.!

Richtig gezählt, ein Zettel wird übrig bleiben. Mehr dazu später, was es damit auf sich hat.

Notiere dir hier die Liste mit deinen 13 Wünschen:

22. Dezember - Erwartungen und Perfektionismus

Stück für Stück rücken die Festtage näher.

Alle Jahre ist Weihnachten mit viel Vorfreude verbunden, aber auch mit einem enormen Berg an Erwartungen. Von außen, wie innen. Frauchen lebt nach dem Motto „Perfekt unperfekt und deshalb einzigartig!"

Zu hohe Erwartungen und übergroßer Perfektionismus an euch selbst, aber auch an eure Tiere, machen das Leben schwerer, als es sein muss. Du hast solche Utopien bereits abgelehnt? Dann hast du heute einen Ruhetag und kannst direkt weiterreisen.

Welche Wünsche und Bedürfnisse stelle ich an mich, mein Tier und meine Mitmenschen?
Wie stelle ich mir das Weihnachtsfest vor? Welche Stimmung wünsche ich mir? Wie sollen sich meine Tiere benehmen? Was erhoffe ich mir von meiner Familie? Welche Geschenke möchte ich bekommen und wie sollen andere auf meine reagieren?

Was sind meine Erwartungen an andere? Was denke ich, was andere von mir erwarten?
Welche Herausforderungen stecken darin? Sind diese Wünsche utopisch oder kann ich sie erfüllen? Kann ich Situationen entschärfen, in dem ich die Bedürfnisse meiner Tiere und mir im Vorfeld kommuniziere?

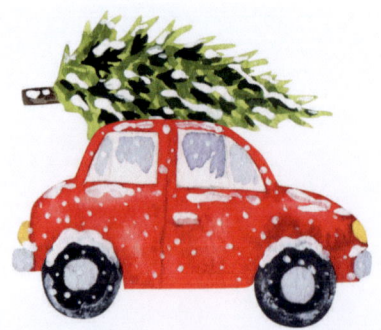

23. Dezember - Auspackspaß

Lieber Tiermensch,

morgen ist Heiligabend und sicherlich hast du schon alle Geschenke. Frauchen hat im November bereits für jeden die passende Überraschung gefunden. Sie liebt Weihnachten einfach!

Für uns ist es nicht immer einfach, euch beim Auspacken der Päckchen zuschauen zu müssen. Überrasche deinen Vierbeiner morgen doch mit einem eigenen Geschenk. Ich meine damit nicht das neue Halsband oder die schicke Kuscheldecke, sondern einen richtig tierischen Auspackspaß.

Alte Schachteln, Kisten und Papierrollen findest du sicherlich irgendwo im Haushalt. Was brauchst du noch?
- Klebeband
- Schere
- Pack- oder Geschenkpapier
- Trockene gut riechende Leckerchen und Kauschmackies

Nun geht es ans Basteln. Kern des Päckchens sind die Leckerchen. Fülle zum Beispiel eine Toilettenpapierrolle damit und knicke die Enden zusammen. Du kannst diese auch noch zu kleben. Achte darauf, dass der Schwierigkeitsgrad deiner Verpackung der Toleranzschwelle deines Tieres entspricht, sonst macht es ihm keinen Spaß.

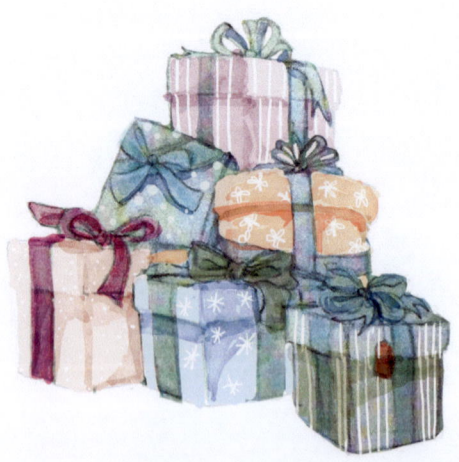

Mit meinen kurzen Beinen habe ich an solchen Spielen nie lange Freude. Sally, Nalas Freundin, dagegen kann Berge von Kisten für ein Leckerchen zerstören. Ups, ich meine natürlich auspacken.

Umwickel die befüllten Rollen mit Papier (was ein Spaß!), oder lege sie in eine Papierbox. Deiner Kreativität sind mal wieder keine Grenzen gesetzt.

Anmerkung: Lasse dein Tier beim Auspacken nicht alleine, damit kein Papier verschlungen wird, oder es zu Verletzungen kommt.

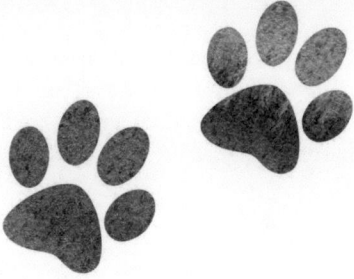

Wusstest du, dass wir auch Rechts- oder Linkshänder bzw. -pfötler sind? Dies kannst du ganz einfach mit einem Stück Klebeband testen. Mit welcher Pfote, versucht dein Tier es wieder von seiner Schnauze zu bekommen? Sei sein Super-Mensch und helfe ihm dabei, sobald du es herausgefunden hast.

24. Dezember – Heiligabend

Ein wunderschönes Weihnachtsfest wünschen wir dir!

Die nächsten Tage werden stressig sein. Hoffentlich schaffst du es, achtsam und entspannt durch die Festtage zu kommen. Wir drücken dir die Pfoten und Daumen!

Morgen beginnen die Rauhnächte und jeden Tag kannst du einen deiner Wünsche für das nächste Jahr verbrennen. Plane dir bitte etwas Zeit dafür ein.

Bevor du nun in den Festtagsstress startest, halte eine kurze Minute inne und stelle dir vor, wie der Tag entspannt und ruhig verläuft. Wie fühlst du dich dabei? Auf welche Momente freust du dich am meisten? Hast du Pausen zum Entspannen und Durchatmen eingeplant?

Jetzt klappe das Buch zu und genieße die besinnliche Weihnachtszeit!

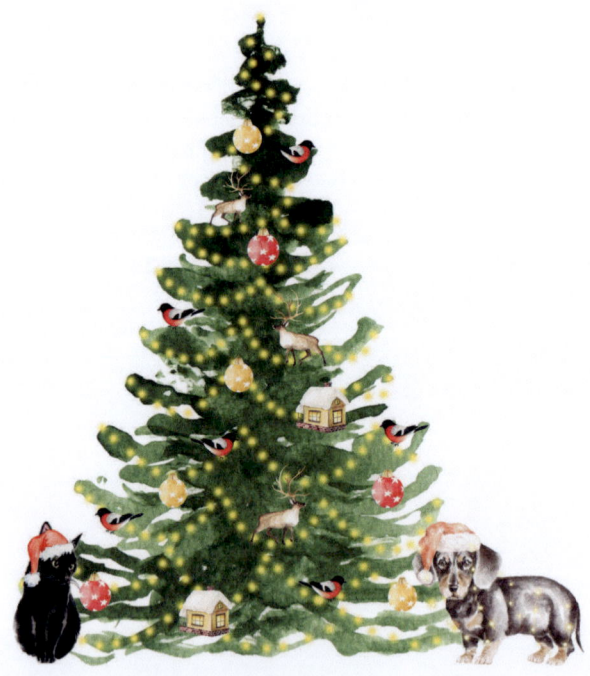

25. Dezember – Raunachtsritual

Liebes Lesewesen,

heute starten wir mit dem Verbrennen der Wunschzettel. Zur Wintersonnenwende hast du dir 13 Wünsche notiert und seitdem aufbewahrt. In der Dämmerung startest du mit dem Verbrennen. Bis zum 06.01. schickst du jeden Abend den Wunsch auf dem brennenden Zetteln an das Universum mit der Bitte um Erfüllung. Dies geschieht in Dankbarkeit, ohne zu wissen, was auf dem Zettel steht.

Schaue zu, wie das Papier in Rauch aufgeht, und sei ganz bewusst in diesem Moment mit deinem Herzen dabei.

Denke an das Fühlen!

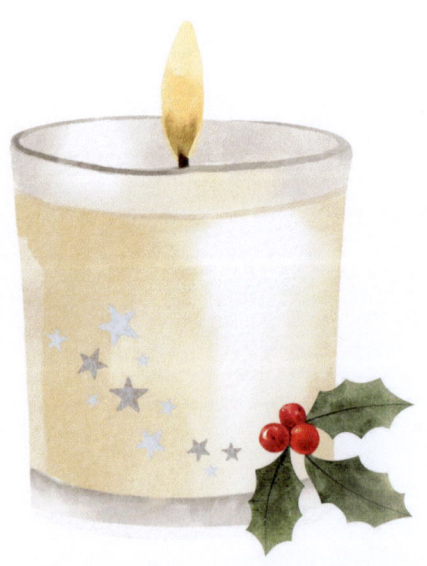

26. Dezember – Silvesterplanung

Lieber Tiermensch,

bald fängt wieder der Silvesterkrach an und ihr Zweibeiner dreht völlig durch.

Ich bin mir sicher, dass du dein Vierbeiner an Silvester nicht alleine lassen wirst und in den Stunden voller Angst nicht von seiner Seite weichst. Trotzdem kannst du in das neue Jahr feiern. Ich habe da einige Ideen für dich. Natsu hat mir verraten, wie Frauchen die letzten Jahre Silvester gefeiert hat.

- Raclette, Fondue oder kalte Platte
- Spieleabend (Brettspiele, ExitGame, usw.)
- Serienmarathon oder Filmabend
- Entspannter Abend ohne großes Tamtam

Frauchenstierfreunde treffen sich meistens. Dann verbringe ich Silvester bei Nala oder sie bei uns. Wichtig ist nur, dass der Heimweg gesichert und vor oder erst nachdem Feuerwerk stattfindet.

Hast du schon einen Plan für Silvester? Wenn ja, dann nehme dir kurz Zeit und manifestiere dir deinen entspannten Jahreswechsel mit deinem Tier. Falls nicht, dann schnappe dir dein Smartphone und plane mit deinen Freunden euer tierisches Silvester.

Einige von euch Zweibeinern fahren an Silvester mit ihren Hunden zum Flughafen oder buchen ein stilles Häuschen im Wald. Caros Frauchen hat extra ein altes Jagdhaus gebucht, um mit ihrer ängstlichen Hündin entspannt Silvester zu überstehen. Der Plan ging leider total nach hinten los. In der Nachbarshütte hatte sich eine Gruppe Jugendlicher einquartiert und ihre eigene Pyrotechnikshow mit gebracht. Es war für Caro das schlimmste Silvester aller Zeiten.

27. Dezember – Silvestertipps

Dieses blöde Rumgeballer hat bei uns schon angefangen!

Warum versteht ihr Zweibeiner nicht, wie schädlich der Krach überhaupt ist. Wir Tiere denken, dass die Welt unter geht und unser letztes Stündlein geschlagen hat.

Seit November arbeitest du zum Glück an der Sicherheit und der Entspannung deines Tieres. Davon wirst du nun profitieren!

Ich möchte dir noch einmal alles zusammenfassen, wie du für ein entspanntes Silvester sorgen kannst. Einige neue Tipps sind ebenfalls dabei.

1.) Entspannung
- Meditation (alleine/gemeinsam)
- Entspannungsmusik (Klassik, Meditationsmusik)
- Vorlesen (Entspannungsstimme)
- Zweisamkeit (direkter/indirekter Körperkontakt)

2.) Hilfsmittel zur Entspannung
- Entspannungsmassage
- Tellington TTouch
- Klopfakupunktur (ETF)
- Körperbandage oder Thundershirt
- Ätherische Öle
- Bachblüten
- CBD
- Anxiolytika

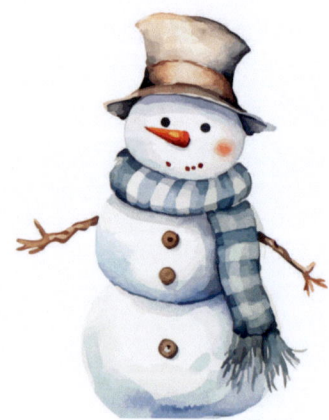

3.) Schutzzone
- Signalwort mit Entspannungsstimme
- Entspannungsort bzw. Rückzugsort
- Hausleine

4.) Ablenkungen
- Schnüffelteppich
- Schleckmatte
- Kauartikel
- Lieblingsspielzeug

28. Dezember – Alltagsinseln

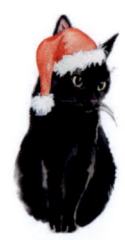

Ab heute scheint es nun endgültig vorbei mit der Besinnlichkeit!

Da Picobert noch im Schlummerland ist, möchte ich dir etwas von Alltagsinseln erzählen. Dies sind kleine Entspannungsmomente für zwischendurch. Hörst du diesen alten Hund schnarchen? Der sägt fast den kompletten Wald ab!

Zurück zum Thema: Alltagsinseln sind Momente, die dich kurz aus dem Stress entfliehen lassen. Nutze dafür die Minuten, die du sonst mit warten verbringen würdest. Wenn du verharrst bis dein Kaffee, Toast oder die Pizza fertig wird. Schaue das nächste Mal nicht auf dein Smartphone, sondern spiele kurz mit deiner Fellnase oder gönne ihr ein paar Streicheleinheiten. Sogar mit der Zahnbürste im Mund oder wenn du am Telefon in der Warteschleife hängst, kannst du ein kleines Suchspiel veranstalten.

Schleckmeditation

Mit einem Schleckspielzeug kannst du deinem Tier eine Freunde machen und gleichzeitig Entspannung schenken. Wenn du während des Schleckes ebenfalls eine kleine Meditation einbaust, dann schlägst du zwei Fliegen mit einer Klappe und sorgst für Beruhigung im Alltag.

Es gibt zahlreiche Varianten. Suche das passende für dein Tier aus oder sorge für Abwechslung und benutze immer ein anderes.

- Gut gefüllter Kong (Alternative: Joghurtbecher, Tupperdose)
- Schleckmatte (Alternative: Backmatte)
- Schüssel oder Napf

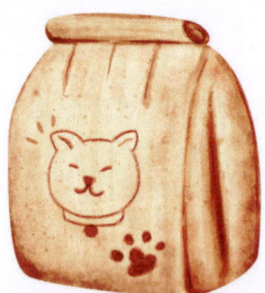

Bei der Befüllung kannst du richtig kreativ werden. Hier eignet sich alles Pastenartige. Quark, Joghurt, Gemüsepüree, Schleckpaste aus der Tube, rohes Ei und was sonst gut verträglich für dein Tier ist. Du bist der Fachmensch für dein Tier!

Bestreiche die Oberfläche mit dem Schleckschmackie. In Ritzen und Ecken kannst du noch Leckerchen, Käsewürfel und ähnliches füllen.

Anmerkung: Behalte dein Tier beim Spielen im Auge, damit es nicht zu Verletzungen kommt. Versuche, deine Gedanken fokussiert zu lassen, sondern bleibe im Moment.

Viel Freude bei der Schleckmeditation!

29. Dezember – historische Freundschaften

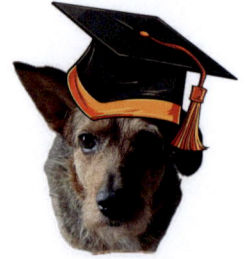

Lieber wissbegieriger Mensch,

ich habe mir erneut Frauchens Doktorhut geliehen, weil ich zwischen den Jahren, wo ihr Zweibeiner häufig in Erinnerungen schwelgt, auch etwas in die Vergangenheit schweifen möchte.

Hast du gewusst, dass Hund und Mensch schon seit 20.000 – 40.000 Jahre zusammenleben? Oder zumindest kooperieren? Vor etwa 13.000 Jahren soll der Domestikationsprozess der Katze abgeschlossen gewesen sein.

Letztens hat Frauchen in einem ihrer Seminare erzählt, dass wir Haustiere, vor allem Natsu und ich, großen Einfluss auf die körperliche und seelische Gesundheit unserer Menschen haben sollen. Studien haben gezeigt, dass nur 10 Minuten Mensch-Tier-Kontakt ausreichen, um das Kuschelhormon Oxytocin zu aktivieren. Dieses Hormon stärkt die Bindung, hebt die Stimmung und reduziert Stress.
Das Schnurren von Katzen senkt nachweislich die Herzfrequenz und den Blutdruck bei euch Menschen. **Wir tun euch einfach gut!**

Ihr Menschen forscht, interviewt und protokolliert für euer Leben gerne. Alles wird notiert und aufgeschrieben. Zum Glück kann ich nicht schreiben. Erspart mir viel Mühe!

Es wurde auch schon die Attraktivität von Singles mit und ohne Hund erforscht. Der Glücklichkeitsfaktor von Hunde- und Katzenmenschen wurde ebenfalls unter die Lupe genommen. Das Ergebnis zusammengefasst: Wir sind aus eurem Alltag nicht weg zudenken. Jedoch zählt in Wirklichkeit nur eines! Wie fühlst du dich bei deinem Tier? Und wie fühlt es sich bei dir?

Solange die Mensch-Tier-Bindung stimmt, ihr miteinander glücklich seid und euch gut tut, ist egal, was irgendwelche Studien sagen.

30. Dezember – Silvestervorbereitungen

Morgen ist es soweit, deshalb gibt es heute die letzten Ratschläge zu der Nacht mit der großen Pyrotechnikshow.

1.) Auslastung

Sorge für die nötige Auslastung vor dem großen Feuerwerk. Mache einen ausgiebigen Spaziergang, um überschüssige körperliche Energie abzubauen. Achte dabei aber auf eine gute Sicherung deines Tieres (siehe 14. November). Plane genügend Spielzeit ein, um auch für eine geistige Auslastung zu sorgen (Nasenarbeit, Fummelbretter, usw.).

Dein Freigänger sollte schon längst zuhause in Sicherheit sein und nicht mehr vor die Tür dürfen, bis der ganze Wahnsinn vorbei ist.

2.) Schutz

Jetzt zeigt sich, wie gut der Entspannungsort etabliert wurde. Schaffe zusätzlich weitere Rückzugsort mit vielen Decken zum Verstecken oder Kisten zum Verkriechen. Einigen Hunden hilft eine Indoor-Leine. Sie bietet deinen Tieren die Sicherheit, dass du es schon regelst und alles in Ordnung ist. Hier kommt auch wieder die Stimmungsübertragung zum Einsatz. Strahle genügend Selbstsicherheit aus, um deinem Tier Schutz zu geben.

Mache die Rollläden zu und schalte Musik an, um das Feuerwerk auszusperren.

3.) Entspannung

Sei entspannt! Du hast ausreichend Techniken zur Hand, um Entspannung deinem Tier zu schenken.

4.) Ablenkung

So lange die Angst nicht überhandnimmt, kann Ablenkung gut tun. Biete ein super spannendes Spiel an, was sonst nicht zur Verfügung steht. Habe genügend Kauartikel zur Beschäftigung und Entspannung im Haus. Ein spielerisches Training bietet sich für zwischendurch an. Futterbeschäftigungen aller Art können helfen, aber Achtung, nicht übermäßig füttern. Sollte die Angst zum Erbrechen führen, darf der Magen nicht zu voll sein, damit dein Tier sich nicht verletzt.

31. Dezember - Silvester

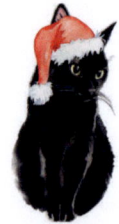

Die große Party muss leider ausfallen, aber das war klar!

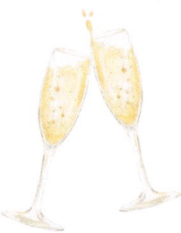

Die Nacht wird lang, daher möchten wir dich nur daran erinnern, dass du als Super-Mensch heute am besten weißt, was deinem Tier durch die Stunden der Silvesternacht hilft. Jedes Tier ist individuell und benötigt andere Hilfestellungen. Du hast ausreichend Tipps und Tricks an die Hand bzw. Pfote bekommen, um für deine Vierbeiner perfekt gerüstet zu sein.

Silvester bei Natsu Zuhause
Ich finde das Feuerwerk nicht so schlimm wie die beiden älteren Katzen, Asuna und Asrael. Sie verstecken sich immer unter dem Sofa oder in einer anderen Höhle. Ich sitze lieber mit Frauchen am Fenster, dem einzigen, wo man durchschauen kann, und betrachte das Feuerwerk. Leider darf ich immer nur kurz beobachten, da Frauchen schnell den Rollladen wegen der anderen wieder schließt. Dabei schauen Yui und Tigerli meist mit uns. Wobei Tigerli sich durch Herrchen gerne mit Leckerchen ablenken lässt. Für uns anderen gibt es dann auch ein paar Kekse, aber nicht viele.

Gemeinsam geht es ins sichere Bett. Wir Katzen können uns zu Frauchen und Herrchen kuscheln. Picobert liegt daneben auf seinem Körbchen. Mit der einen Hand krault Frauchen den Hund und mit der anderen mich. Der Duft von Bergamotte, Melisse und Koriander schwebt im Raum. Entspannungsmusik überspielt den Feuerwerkslärm, der dank der Rollläden nur noch minimal schallt. Irgendwann höre ich das Schnarrchen von Picobert und Herrchen, bevor ich sanft ins Schlummerland sinke.

Guten Rutsch ins neue Jahr!

1. Januar – Kuscheltag

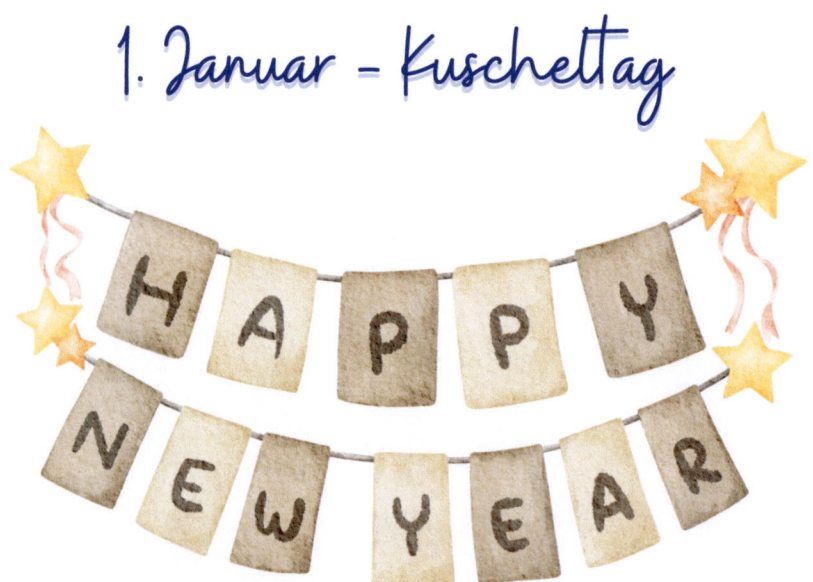

Frohes Neues Jahr!!!

Wir wünschen dir, und deinen Tieren das beste und ruhigste Jahr, was du dir nur vorstellen kannst.

Heute hast du dir einen Kuscheltag nach all dem Lärm und Krach der gestrigen Nacht verdient. Kümmere dich gut um deine Tiere und dich. Schenkt euch Liebe und viele kuschelige Stunden.

Das neue Jahr mit dem ganzen Stress steht schnell genug wieder vor der Tür.

Baue heute gerne eine Entspannungsmassage ein, befülle den Schnüffelteppich mit ein paar Schmackies und gönne dir eine schöne Tasse warmen Tee.

Alles in allem, lasst es euch so richtig gut gehen!

Achtung! Denke weiterhin an eine gute Sicherung deines Hundes wegen Nachzüglern des Feuerwerks.
Lasse deinen Freigänger lieber noch in der Wohnung.

2. Januar – Glücksglasmomente

Liebes Lesewesen,

kannst du dich noch an den Beginn der Sperrnächte erinnern, wo du das letzte Jahr reflektieren solltest? Weißt du noch, wie schwer diese Aufgabe war?

Um die kleinen und großen Glücksmomente des neuen Jahres nicht zu vergessen, lege dir ein Glas für deine schönsten Erinnerungen an. Diese kannst du dir dann am Ende des Jahres anschauen und in den vergangenen Ereignissen schwelgen. Vielleicht wird es eure neuste Silvestertradition!

Schreibe jedes Ereignis auf einen einzelnen Zettel und fülle im Laufe des Jahres dein Glas immer voller. Du musst keinen Roman verfassen. Die Worte sollen dich nur an den Moment und deine Gefühle dabei erinnern.
Wenn du nicht gerne schreibst, dann kannst du dein Glücksglas auch mit Bildern füllen!

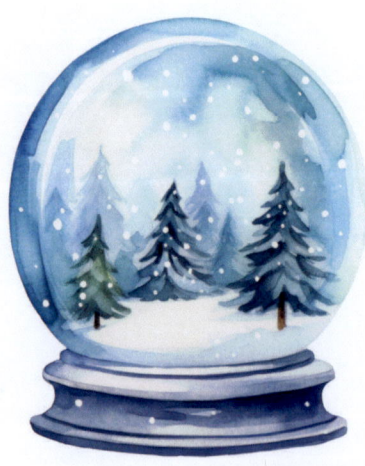

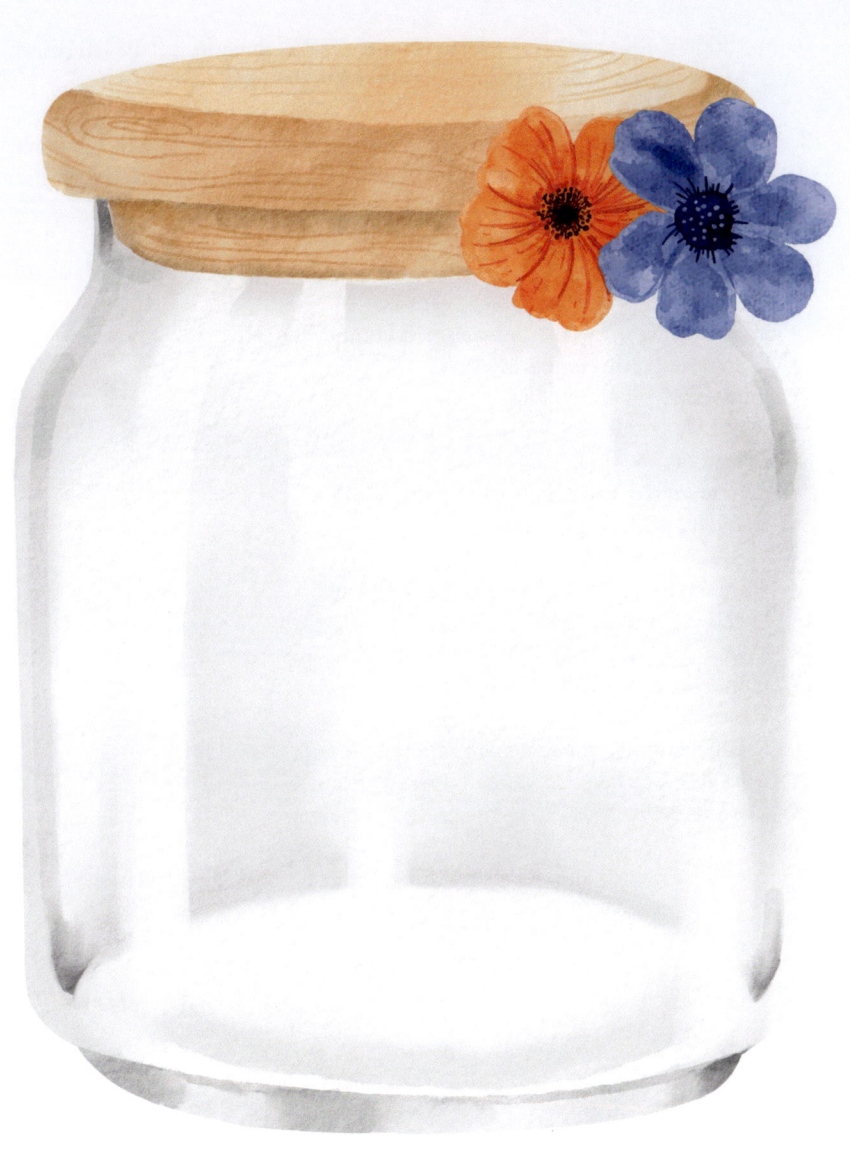

3. Januar - Löffelchenliste

Damit du dein Glücksglas mit vielen Momenten füllen kannst, habe ich heute einige Ideen für das neue Jahr für dich und deine Fellnase.

Eigentlich ist es meine Löffelchenliste. Sie enthält die Abenteuer, die ich noch erleben möchte, bevor ich den Löffel abgebe. Ihr Menschen habt einfach die seltsamsten Sprichwörter oder Umschreibungen.

Picoberts Löffelchenliste:

- Tagesausflug mit Nala und weiteren Hundefreunden
- Wanderung mit Hunderucksack
- Bootsfahrt auf einem Fluss
- Stand Up paddle am See
- Kanutour
- Zelten auf der Pferdekoppel oder im Wald
- Wanderung in den Bergen
- Pfoten im Meer
- Krimi- oder Fackelwanderung im Dunkeln
- Lagerfeuer im Garten
- Trimm-dich-Pfad für Hunde mit Schnüffeleinheiten
- Hundehotel mit Badespaß und Erkundungsbereich
- Kutschfahrt durch die Weinberge
- Kuschelstunden mit Frauchen im Bett oder vor dem Kamin
- Kurs zum Stärken der Mensch-Tier-Bindung
- Geschicklichkeitsparkour mit Frauchen meistern

Oh, wie viel ich noch alles machen möchte. Hast du noch weitere Ideen?

Natsus Löffelchenliste:

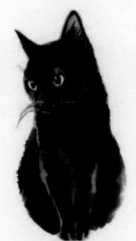

- Tricksen lernen
- Targettraining meistern
- Geschicklichkeitsparkour durch die Wohnung
- Fangspiele mit meinen Geschwistern im Garten
- Frauchen jeden Tag eine Maus schenken
- Kuschelstunden unter der Decke
- Vögel vom Fenster aus beobachten
- Katzengrasbett auf der Fensterbank
- Sonnen auf der Terrasse
- Wanderung mit Frauchen um die Häuser

Was meinst du, könnte auf der Löffelchenliste deines Tieres stehen? Notiere deine Ideen.

4. Januar - Liebesbriefe

Wann hast du das letzte Mal einen Brief oder Liebesbrief geschrieben? Oder deinen Lieben gesagt, wie dankbar du bist, dass es sie gibt?

Ihr Zweibeiner könnt nicht gut mit euren oder den Gefühlen anderer umgehen. Umfragen haben gezeigt, dass alte Menschen nicht bereuen, dass sie etwas nicht gekauft haben, sondern, dass sie ihnen wertvollen Personen nicht ihre wahren Gefühle gesagt haben.
Euch fällt es einfacher, Liebe mit uns Haustieren auszutauschen, als eurem Partner zu sagen, dass ihr ihn liebt.

Ich sehe es heute als meine Aufgabe, dich auf diese Missstände aufmerksam zu machen.

Bei welcher Person würdest du sofort an dein Smartphone gehen? Wer steht auf deiner Favoritenliste, dass dein Handy auch im Ruhemodus klingelt?

Für welchen Zweibeiner würdest du alles stehen und liegen lassen? Mitten in der Nacht aufstehen, um die Person abzuholen oder zu trösten?

Welcher Mensch fehlt dir in deinem Leben? Und was vermisst du an ihm?

Freundschaften und Familien sind nicht immer einfach, manchmal findet sich nicht die Zeit oder der Weg ist zu weit. Trotzdem hat diese Person oder diese Personen einen festen Platz in deinem Herzen.

Schreibe genau diesen Menschen heute einen Liebesbrief. Es muss nichts Poetisches sein. Nur ein paar liebe Worte.

Blättere kurz zurück und überlege dir, welches der Abenteuer deines Hundes könntest du mit diesen Lebewesen zusammen unternehmen.

5. Januar – weg mit dem Speck

Liebe mitreisende Person,

die ganzen Festlichkeiten sind auf die Hüften geschlagen. Es war aber auch alles zu lecker. Kulinarisch gesehen habt ihr Menschen es einfach drauf!

Jetzt muss der Speck wieder weg! Ein Gym bzw. Fitnessstudio für uns Vierbeiner gibt es noch nicht. Wäre wirklich mal eine Erfindung wert! Daher musst du nun kreativ werden.

Kreiere einen Geschicklichkeitsparkour in deiner Wohnung. Nutze dafür
- Kisten
- Kissen
- Tisch
- Stühle
- Decken
- Besenstiele
- usw.

Baue mit Besenstielen oder Ähnliches einen Stangenparkour. Nutze einen Tisch mit Decke als Tunnel. Kisten, Kissen oder zusammengefaltete Bettdecken dienen als unterschiedliche Untergründe, um alle vier Pfoten zu aktivieren.
Für deine Katze kannst du auch nach oben bauen. Binde den Katzenbaum oder andere Klettermöglichkeiten mit ein.

Achte beim Bauen des Parkour auf die gesundheitlichen Möglichkeiten deiner Fellnase. Ich, als Seniorhund, kann nicht mehr wie verrückt durch die Wohnung jagen und auch das Hochklettern fällt mir schwer. Trotzdem macht mir die Abwechslung an grauen Tagen immer Spaß.
Im Sommer kannst du die Fitnessübungen nach draußen verlegen, falls du die Möglichkeiten eines Gartens hast.

6. Januar – Jahresaufgabe

Liebes Lesewesen,

heute bleibt einer deiner Wunschzettel übrig. Diesen darfst du öffnen und lesen. Spüre in die Worte hinein, was du fühlen würdest, wenn er wahr wird.

Dieser Wunsch ist deine Aufgabe für das Jahr. Mache ihn zu deiner Priorität!

Was kannst du heute schon dafür tun? Womit fängst du an?

Notizzettel für den 13. Wunsch.

7. Januar – Reiserückblick

Liebe mitreisende Person,

du bist fast am Ende der Winterreise angekommen.

Wie geht es dir und deinem Tier? Fühle kurz in dich hinein.

Zu Beginn hast du dir notiert, was du dir von dieser Reise erhoffst und wo du am Ende stehen möchtest. Blättere zurück und lese dir die Notizen kurz durch. Wurden deine Hoffnungen erfüllt? Vielleicht sogar übertroffen? Was hat sich für dich und dein Tier durch diese winterliche Reise verändert?

Natsu und ich hatten sehr viel Spaß auf unserer gemeinsamen Reise. Wir haben die Zeit sehr genossen!

Das kommende Jahr steckt voller neuer Abenteuer und Überraschungen. Vergesse aber die Entspannung nicht in dem Stress, der in der Zweibein-Gesellschaft leider nicht abnimmt.
Die Übungen und Techniken sind nicht an die dunkle Jahreszeit gebunden. Wir hoffen, dass du sie in euren Alltag integrieren kannst und daraus Routinen für dich und dein Tier entstehen.

Erstelle eine Mindmap (gerne auch mit Bildern) aller Erlebnisse aus dem letzten Jahr, die du mit deinem Tier geteilt hast.

8. Januar – Danke!

Wir möchten DANKE sagen!

Als erstes dir und deinem Tier, dass ihr uns auf dieser Winterreise begleitet und fleißig mitgemacht habt. Es war uns eine große Ehre! Jeder Zweibeiner, der sich für seine Mensch-Tier-Bindung einsetzt, gehört eine Medaille verliehen.

Dann natürlich Frauchen, dass sie uns in diesem Buch eine Stimme gegeben hat.

Yvonne Kern danken wir, dass sie Frauchen immer so tatkräftig unterstützt und diese tollen Bilder von uns macht. Ihr müsst wissen, dass Yvonne nicht nur Hundetrainerin, sondern auch Tierfotografin ist.

Herrchen vergessen wir natürlich nicht. Ihm sind wir dankbar, dass er immer auf Frauchen aufpasst und sie in all ihren Projekten (dazu zählen wir Tiere auch) unterstützt.

Abschiede und lange Reden sind nicht unser Ding! Weder Natsus noch meines. Das ist uns zu sentimental.

Ein wunderschönes Jahr wünschen wir und vielleicht sehen wir uns im Winter wieder. Die Winterreise kann jedes Jahr erneut begangen werden. Durch deine Notizen wirst du merken, wie du und dein Tier euch verändert habt. Versuche es!

Wir sehen uns,

Picobert und Natsu

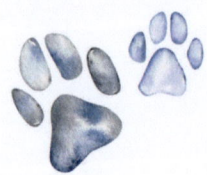

Schau doch mal bei mir vorbei...

Du möchtest mehr über meine Arbeit
als Aroma-Tierärztin erfahren?

Dann schau doch mal auf der Homepage (www.aromavetdoc.de) vorbei! Dort findest du mehr über meine Leistungen heraus, kannst nachlesen, bei welchen Events ich teilnehme und durch den AromaVetDoc-Shop stöbern. Außerdem hast du die Möglichkeit, an verschiedenen Online-Workshops teilzunehmen und dein Wissen zu erweitern. Um keine Neuigkeiten zu verpassen und zusätzliche Informationen zu erhalten, kannst du dich zum Newsletter anmelden.

Folge gerne AromaVetDoc bei YouTube oder auf Instagram.

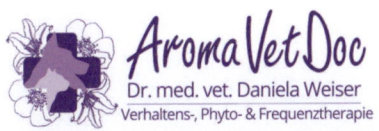

Scan me

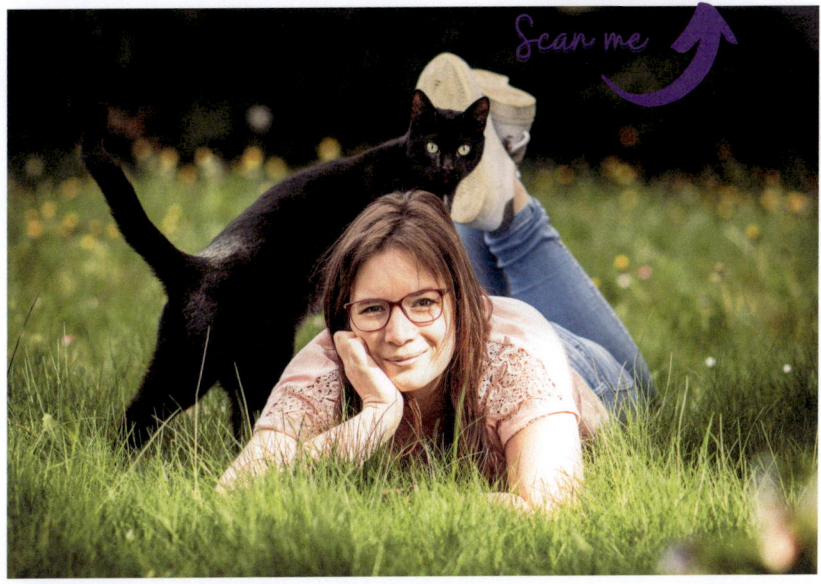